Hartmut Reinbold · Hans-Jörg Assion

# Anxiolyticum

Kompaktwissen über Angststörungen und Therapieoptionen

mit Beiträgen von
Katharina Domschke und Jürgen Deckert
Genetik von Angsterkrankungen

Kristina M. Ritter
Psychotherapie der Angststörungen

Luc Turmes
Angststörungen in Schwangerschaft und Postpartum

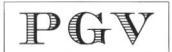

PsychoGen Verlag

Bibliografische Information Der Deutschen Bibliothek
Die Deutsche Bibliothek verzeichnet diese Publikation in der Deutschen Nationalbibliografie;
detaillierte bibliografische Daten sind im Internet über http://dnb.ddb.de abrufbar.

Anschrift der Herausgeber:

Hartmut Reinbold
Fachapotheker für Klinische Pharmazie
Fachapotheker für Theoretische und
Praktische Ausbildung
Kraepelinweg 40, 44287 Dortmund

Prof. Dr. med. Hans-Jörg Assion
Ärztlicher Direktor
LWL-Klinik Dortmund
Psychiatrie – Psychotherapie –
Psychosomatische Medizin
Marsbruchstraße 179, 44287 Dortmund

Anschrift der Autoren:

Univ.-Prof. Dr. med. Jürgen Deckert
Ärztlicher Direktor
Klinik und Poliklinik für Psychiatrie,
Psychosomatik und Psychotherapie
Universitätsklinikum Würzburg
Füchsleinstraße 15, 97080 Würzburg

DDR. Kristina M. Ritter
Fachärztin für Psychiatrie und
Psychotherapeutische Medizin,
Psychotherapeutin und Kulturanthropologin
Westbahnstraße 31/2/19
1070 Wien, Österreich

Univ.-Prof. Dr. Dr. med. Katharina Domschke,
M.A. (USA)
Klinik und Poliklinik für Psychiatrie,
Psychosomatik und Psychotherapie
Universitätsklinikum Würzburg
Füchsleinstraße 15, 97080 Würzburg

Dr. med. Luc Turmes
Ärztlicher Direktor
LWL-Klinik Herten
Psychiatrie-Psychotherapie-Psychosomatik
Im Schlosspark 20, 45699 Herten

**Wichtiger Hinweis**
Theoretische sowie experimentelle Erkenntnisse, Behandlung und medikamentöse Therapie
in der Medizin unterliegen aufgrund neuer Forschungsergebnisse und klinischer Erfahrungen
stets einem ständigen Wandel. Die Autoren dieses Werkes haben größte Präzision darauf ver-
wandt, dass die Angaben über Medikamente, deren Kombinationen, Indikationen, Dosierungen,
Applikationen, Arzneimittelinteraktionen, Kontraindikationen und unerwünschten Wirkungen
dem derzeitigen Wissensstand bei Fertigstellung des Werkes entsprechen. Da aber menschlicher
Irrtum und Druckfehler nie ganz auszuschließen sind, übernehmen Autoren und Verlag trotz
sorgfältigster Bearbeitung für derartige Angaben keine Gewähr. Jeder Benutzer dieses Werkes ist
daher verpflichtet, zur Verordnung und Anwendung der Präparate alle Angaben insbesondere
anhand der vom Hersteller den Präparaten beigegebenen Produkt-Gebrauchsinformationen in
eigener Verantwortung auf ihre Richtigkeit zu überprüfen. Verständlicherweise gilt diese Ver-
pflichtung auch bei selten verwandten oder neu in den Handel eingeführten Präparaten sowie
bei denjenigen, die das Bundesinstitut für Arzneimittel und Medizinprodukte (BfArM) in ihrer
Anwendbarkeit limitiert hat. Schließlich sind auch Arzneimittelrückrufe und ein mögliches
Ruhen der Zulassung von Präparaten, angeordnet durch das BfArM, sorgfältig zu beachten.

ISBN 3-938001-08-9

1. Auflage 2012

© PsychoGen Verlag Dortmund 2012 · psychogenverlag@web.de
Printed in Germany
Gestaltung und Druck: Koerdt Promo4you GmbH, Brilon

# Inhaltsverzeichnis

# Einführung

Angst ist eine natürliche Gefühlsregung, die in bestimmten Lebenssituationen sehr nützlich und sogar schützend sein kann. Allerdings inadäquate, außer Kontrolle geratene oder der entsprechenden Situation nicht angemessene Angstreaktionen sind pathologisch und weisen auf eine Angsterkrankung (Angststörung) hin. Je nach Symptomatik werden die einzelnen Angststörungen differenziert. Angsterkrankungen zählen zu den häufigsten psychischen Störungen überhaupt. Ca. 25% der Menschen leiden einmal im Leben an irgendeiner Angststörung. Eine besonders belastende Angststörung mit anhaltendem Angstgefühl und geprägt von ständigen Sorgen oder Befürchtungen über viele Monate hinweg stellt die Generalisierte Angststörung (Generalized Anxiety Disorder, GAD) dar. Verbunden mit vielfältigen körperlichen Symptomen, die scheinbar im Vordergrund stehen, dauert es viele Jahre lang, bis die richtige Diagnose einer GAD gestellt wird. Daher wird hier die GAD eine besonders ausführliche Berücksichtigung finden.

Für die Behandlung von Angststörungen stehen wirksame Pharmaka zur Verfügung. Diverse psychotherapeutische Maßnahmen stellen eine sinnvolle Behandlungsergänzung dar.

Dieses Buch richtet sich insbesondere an Ärzte in Klinik und Praxis, Psychologen und Pharmazeuten sowie an weitere Interessierte mit der Zielsetzung, Wissenswertes über Angststörungen und deren Therapieoptionen in einer kompakten und didaktisch klaren Form zu vermitteln. Es informiert anhand von kurzen prägnanten Texten, tabellarischen Übersichten und Abbildungen über die wichtigsten fachlichen Aspekte.

Für die Ausarbeitung der Kapitel Genetik und Psychotherapie von Angststörungen sowie Angststörungen in Schwangerschaft und Postpartum konnten zusätzlich Autorinnen/Autoren mit ausgewiesener Fachkompetenz gewonnen werden.

Die Autoren nehmen Anmerkungen und Ergänzungen gerne entgegen und sehen ihr Anliegen erfüllt, wenn sich das Anxolyticum als verständliche, übersichtliche und nützliche Informationsquelle erweist.

Dortmund, im Dezember 2011                                    H. Reinbold
                                                             H.-J. Assion

# Epidemiologie der Angststörungen

Angststörungen zählen zu den häufigsten psychischen Störungen. Ungefähr ein Viertel aller Menschen leidet einmal im Leben an irgendeiner Angststörung. In epidemiologischen Untersuchungen zur Lebenszeitprävalenz verschiedener Angststörungen dominieren die sozialen Phobien mit etwa 13% und nachfolgend die spezifischen Phobien mit rund 9%. Auch die Generalisierte Angststörung (GAD) ist im Vergleich zur Panikstörung eine häufig auftretende Angsterkrankung (Abb. 1). Nach Kessler et al., 2005 beträgt das Lebenszeitrisiko, bis zum 75. Lebensjahr an einer GAD zu erkranken, sogar 8,3% (Tab. 1). Die Prävalenz der GAD ist bei Frauen etwa doppelt so hoch wie bei Männern; das mittlere Erkrankungsalter beträgt 33-34 Jahre (Tab. 2). Bei Untersuchungen im höheren Lebensalter konnte die „Amsterdam-Studie" feststellen, dass die GAD bei über 65-Jährigen sogar die häufigste Angsterkrankung ist. Mehr als 60% aller Patienten mit primär bestehender GAD weisen zudem Komorbidität auf. Neben weiteren begleitenden psychischen Störungen (auch anderen Angststörungen) ist die GAD auch mit somatischen Störungen (Erkrankungen) assoziiert. Hier beklagen etwa 40% der Patienten mit GAD zusätzliche körperliche schmerzhafte Symptome. Insbesondere chronische Schmerzen stehen im Vordergrund.

Kennzeichnend für alle Angststörungen ist außerdem, dass Frauen häufiger betroffen sind. Der Erkrankungsbeginn der diversen Angststörungen kann unabhängig vom Geschlecht unterschiedlich sein (Tab. 2).

Tabelle 3 zeigt außerdem die Prävalenz der Angststörungen im internationalen Vergleich.

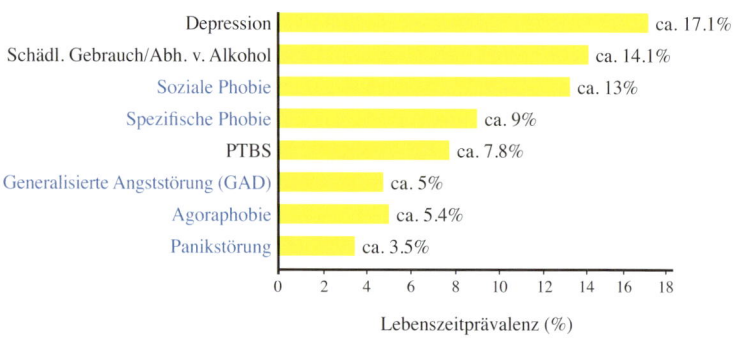

Mod. nach Kessler 1994; Kessler 1995; Kessler et al. 2005; DSM-IV-TR™ 2000 u. a.

Abb. 1: Lebenszeitprävalenz von häufigen psychiatrischen Erkrankungen

- ➤ **Angststörungen** sind im **höheren Alter** (über 65 Jahre) mit einer **Prävalenz** von etwa **10%** an psychischen Störungen beteiligt.
- ➤ Angststörungen im Alter werden leicht übersehen und verkannt.
- ➤ Bei **älteren Patienten** (über 65 Jahre) ist die **Generalisierte Angststörung (GAD)** die **häufigste Angststörung** (Beekmann et al. 1998/ Amsterdam Studie); deutliches **Überwiegen** der erkrankten **Frauen**.
- ➤ **GAD** ist übrigens die **häufigste Angststörung** in der **hausärztlichen Praxis** (Wittchen et al. 2002).
- ➤ Das Lebenszeitrisiko, bis zum 75. Lebensjahr an GAD zu erkranken, beträgt 8,3% (Kessler et al. 2005).
- ➤ Mehr als **60%** der **GAD-Patienten** zeigen **Komorbidität** (Substanzmissbrauch, Depression, PTBS, andere Angststörung, Zwangsstörung, chronische Schmerzen).

Tab. 1: Diverse epidemiologische Daten

| Angststörung | Beginn | Geschlechtsverhältnis |
|---|---|---|
| Agoraphobie | frühes Erwachsenenalter | w > m ; 2 : 1 |
| Panikstörung | frühes Erwachsenenalter | w > m ; 2 : 1 |
| soziale Phobien | Pubertät/Jugendalter | w > m ; 1,4 : 1 |
| spezifische Phobien | Kindheit/ frühes Erwachsenenalter | w > m |
| Gen. Angststörung (GAD) | Jugendalter (mittleres Erkrankungsalter: 33-34 Jahre) | w > m ; 2 : 1 |

Tab. 2: Zeitlicher Beginn und Prävalenzraten bezüglich Geschlecht diverser Angststörungen

| Land | Studie | Diagnose-kriterien | Zeitraum | Angst-störung* (%) | Panik-störung (%) | Agora-phobie (%) | Spez. Phobie (%) | Soziale Phobie (%) | GAD (%) |
|---|---|---|---|---|---|---|---|---|---|
| USA | Kessler et al. 1997 | DSM-III-R | 12 Monate | 19,3 | 2,3 | 2,8 | 8,8 | 7,9 | 3,1 |
| | | | Lebenszeit | 28,7 | 3,5 | 5,3 | 11,3 | 13,3 | 5,1 |
| USA | Kessler et al. 2005 | DSM-IV | 12 Monate | 18,1 | 2,7 | 0,8 | 8,7 | 6,8 | 3,1 |
| | | | Lebenszeit | 28,8 | 4,7 | 1,4 | 12,5 | 12,1 | 5,7 |
| USA | Vega et al. 1998 | DSM-III-R | 12 Monate | 16,8 | - | - | 7,4 | 7,4 | - |
| | | | Lebenszeit | - | 1,7 | 7,8 | | | - |
| Kanada | Offord et al. 1996 | DSM-III-R | 12 Monate | 12,4 | 1,1 | 1,6 | 6,4 | 6,7 | 1,1 |
| | | | Lebenszeit | - | - | - | - | - | - |
| Australien | Andrews et al. 2001 | DSM-IV | 12 Monate | 5,6 | 1,1 | 0,5 | - | 1,3 | 2,6 |
| | | | Lebenszeit | | | | | | |
| EU | Alonso et al. 2004 | DSM-IV | 12 Monate | 6,4 | 0,8 | 0,4 | 3,5 | 1,2 | 1 |
| | | | Lebenszeit | 13,6 | 2,1 | 0,9 | 7,7 | 2,44 | 2,8 |
| Norwegen | Kringlen et al. 2001 | DSM-III-R | 12 Monate | - | 2,6 | 3,1 | 11,1 | 7,9 | 1,9 |
| | | | Lebenszeit | - | 4,5 | 6,1 | 14,4 | 13,7 | 4,5 |
| Frankreich | Lépine et al. 2005 | DSM-IV | 12 Monate | | 1,2 | 0,6 | 4,7 | 1,7 | 2,1 |
| | | | Lebenszeit | | 3,0 | 1,8 | 11,6 | 4,7 | 6 |
| Niederlande | Bijl et al. 1998 | DSM-III-R | 12 Monate | 12,4 | 2,2 | 1,6 | 7,1 | 4,8 | 1,2 |
| | | | Lebenszeit | 19,3 | 3,8 | 3,4 | 10,1 | 7,8 | 2,3 |
| Island | Lindal und Stefansson 1993 | DSM-III | 12 Monate | - | - | - | - | - | - |
| | | | Lebenszeit | 44 | | 3,8 | 8,8 | 3,5 | 22 |
| Brasilien | Andrade et al. 2002 | ICD-10 | 12 Monate | 7,7 | 1,0 | 1,2 | 3,5 | 2,2 | 1,7 |
| | | | Lebenszeit | 12,5 | 1,6 | 2,1 | 4,8 | 3,5 | 4,2 |
| Nigerien | Gureje et al. 2006 | DSM-IV | 12 Monate | 4,1 | 0,1 | 0,2 | 3,5 | 0,3 | - |
| | | | Lebenszeit | 5,7 | 0,2 | 0,4 | 5,4 | 0,3 | 0,1 |
| Südafrika | Stein et al. 2008 | DSM-IV | 12 Monate | - | - | - | - | - | - |
| | | | Lebenszeit | 15,8 | 1,2 | 9,8 | | 2,8 | 2,7 |
| Marokko | Kadri et al. 2007 | DSM-IV | 12 Monate | - | - | - | - | - | - |
| | | | Lebenszeit | 25,5 | 2 | 7,6 | | 3,4 | 4,3 |

* Angststörungen gesamt beinhalten nach DSM auch OCD- und PTSD-Diagnosen.

Tab. 3: Prävalenz der Angststörungen im internationalen Vergleich

# Ökonomische Betrachtungen

Krankheitskosten (direkte und indirekte Kosten) bei Angststörungen ergeben sich insbesondere durch ambulante sowie stationäre Behandlung, durch Arbeitsunfähigkeitstage und Verminderung der Arbeitsproduktivität, jedoch nur gering durch den Einsatz von Arzneimitteln.

Im Rahmen der Kostenbetrachtung bei Angststörungen steht die Generalisierte Angststörung (GAD) im Vordergrund. Die GAD als häufigste Angststörung in der hausärztlichen Praxis (Wittchen et al. 2002) ist eine chronische Erkrankung mit hohem Leidensdruck, häufig assoziiert mit Komorbiditäten wie somatischen Beschwerden, Schmerzen sowie Schlafstörungen. Wird außerdem eine GAD nicht frühzeitig und konsequent behandelt, ist das Risiko, zusätzlich eine schwere Depression zu entwickeln, deutlich erhöht. Neben einer erheblich reduzierten Lebensqualität, zahlreichen psychosozialen Einschränkungen und Leistungsminderung bei Alltagsaktivitäten geht die GAD mit einer erhöhten Anzahl von Arbeitsunfähigkeitstagen einher (Wittchen et al. 2000). Bedingt durch die häufige Komorbidität bei GAD-Patienten sind die Krankheitskosten deutlich erhöht. Hierbei steigt insbesondere der Anteil der stationären Behandlungskosten erheblich an. Je nach Art und Anzahl von Begleiterkrankungen können die Kosten bei komorbiden GAD-Patienten vergleichsweise zu nicht-komorbiden bis zu 2/3 höher sein (Soêtre et al. 1994).

# Differenzierung von Angststörungen

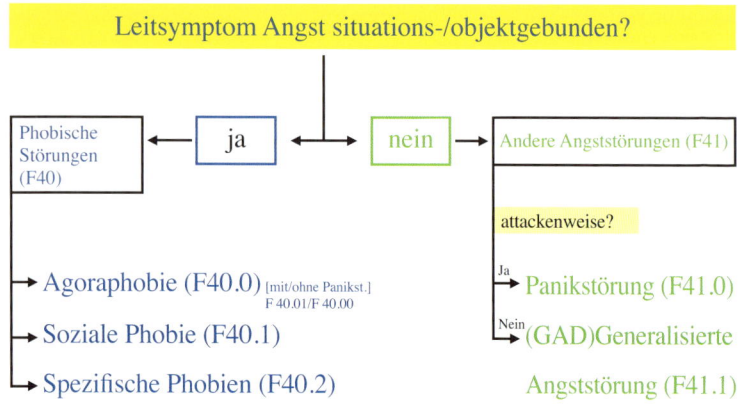

Abb. 2: Differenzierung und Klassifikation von Angststörungen nach ICD-10

Im Rahmen der Einteilung der unterschiedlichen Angststörungen stellt sich zunächst die Frage, inwieweit das Leitsymptom **Angst situations- bzw. objektgebunden** ist. Ausschließlich oder überwiegend durch bestimmte, in der Regel ungefährliche Situationen bzw. Objekte hervorgerufene Angst führt zur Gruppe der **phobischen Störungen**. Dazu zählen insbesondere die **Agoraphobie** (mit oder ohne Panikstörung), die **sozialen Phobien** und die **spezifischen (isolierten) Phobien**.
Symptomatisch für die **Agoraphobie** ist die Angst an Orten, an denen Flucht schwierig (oder peinlich) oder Hilfe nicht erreichbar sein könnte und für die **soziale Phobie** die Angst vor Situationen, in denen die Person im Mittelpunkt der Aufmerksamkeit steht sowie die Angst, negativ beurteilt zu werden. Bei **spezifischen Phobien** besteht eine übertriebene/unbegründete Angst vor spezifischen Situationen oder bestimmten Objekten wie beispielsweise Gewitter, Dunkelheit, Höhe oder bestimmten Tieren.
Im Gegensatz dazu finden sich in der anderen Gruppe **Angststörungen**, deren **Hauptsymptom Angst** sich **nicht** auf eine **spezielle Situation** oder **besondere Umstände** beschränkt. Hier lassen sich die **Panikstörung** und die **Generalisierte Angststörung (GAD)** einreihen. Während für eine Panikstörung wiederkehrende unerwartete schwere Angstattacken (Panik) wesentlich kennzeichnend sind, ist die GAD durch eine generalisierte und anhaltende (mindestens mehrere Wochen lang) Angst sowie Sorge (furchtsame Erwartung) bezüglich mehrerer Ereignisse/Tätigkeiten charakterisiert. Zusätzlich sind Angst und Sorge mit motorischer Spannung und vegetativer Übererregbarkeit verbunden.
Neben psychotherapeutischen Maßnahmen ist eine medikamentöse Therapie mit angstlösenden Pharmaka bei den diversen Angststörungen effektiv.

# Diagnostik der Angststörungen

Angst zu empfinden ist eine der basalen Emotionen des Menschen. Unter evolutionsbiologischen Gesichtspunkten hat Angst eine große Bedeutung in der Auseinandersetzung mit den Gefahren der Umwelt. So ist Angst zunächst einmal eine normale Reaktion. Krankheitswert bekommt diese erst, wenn es zu einer verminderten oder zu starken oder sich verselbständigenden Angstreaktion kommt. Angstsymptome begleiten häufig andere psychische und somatische Erkrankungen. Als komplexe Reaktion manifestiert sie sich sowohl psychisch, wie körperlich auf den Ebenen der Kognition, des Affekts, der Somatik und Motorik. Im Vordergrund stehende körperliche Beschwerden können den affektiven Teil der Störung überlagern. Häufige vegetative und motorische Symptome sind in Tabelle 4 aufgelistet.

Nachfolgend werden die kennzeichnenden Symptome der Angststörungen im engeren Sinne dargestellt. Die Klassifikationskriterien der Diagnosemanuale ICD-10 und DSM-IV-TR sind der tabellarischen Übersicht im Anhang zu entnehmen, für den Vergleich der beiden Diagnosemanuale wird auf die Synopsis verwiesen.

| Vegetative Symptome | Motorische Symptome |
| --- | --- |
| Benommenheit | Angespannte Mimik |
| Blässe | Erhöhter Muskeltonus |
| Diarrhö | Erschöpfbarkeit |
| Erröten | Faszikulationen |
| Erweiterte Pupillen | Fluchtbewegungen |
| Herzklopfen, -rasen | Leichte Erschreckbarkeit |
| Hitzewallungen | Lidflattern |
| Kälte, klamme Hände | Muskelschmerzen |
| Kälteschauer | Parästhesien |
| Kloßgefühl im Hals | Stupor |
| Magendruck | Unfähigkeit zur Entspannung |
| Magenverstimmungen | Zittern |
| Mundtrockenheit | |
| Parästhesien | |
| Pollakisurie | |
| Reizbarkeit | |
| Schlafstörungen | |
| Schnelles Atmen | |
| Schwitzen | |

Tab. 4: Häufige körperliche Symptome der Angst

# 1.1 Panikstörung

Die Panikstörung (PD) ist eine häufige Erkrankung und ein beeinträchtigender, nicht selten auch behindernder Zustand. Wiederholte und unerwartete Panikattacken, die plötzlich beginnen und episodisch auftreten, sind für diese Form der Angststörung charakteristisch. Die Betroffenen befürchten im voraus über wenigstens 1 Monat erneute Attacken oder verändern ihr übliches Verhalten, indem sie vermeintlich auslösende Situationen vermeiden.

Typisch sind für eine Attacke Symptome, wie Herzrasen, Atemnot, Schwitzen, Schmerzen in der Brust, Übelkeit, Schwindel, Todesangst, die Sorge vor Kontrollverlust oder die Befürchtung „durchzudrehen". Formal kennzeichnen mindestens vier Symptome eine Panikattacke, üblicherweise treten weitaus mehr auf.

Panikattacken sind Zustände ausgeprägter Angst und starken Missempfindens. Sie erreichen innerhalb einer kurzen Zeit von etwa 10 Minuten die maximale Ausprägung und sind von kurzer Dauer. Die körperlichen Symptome stehen meistens gegenüber den psychischen Symptomen im Vordergrund. Deshalb suchen die Betroffenen überwiegend Notfallambulanzen oder Krankenhäuser mit internistischen Abteilungen auf (Margraf 1987). Bezogen auf die psychiatrisch-psychologische Versorgung sind die therapeutischen Empfehlungen dabei meist unbefriedigend (Fleet 2000).

Schwere und Frequenz der Panikattacken sind sehr variabel und reichen von einer Episode innerhalb von zwei Wochen bis zu täglich mehreren Attacken. Die Häufigkeit von Attacken ist als Indikator für die Schwere der Erkrankung nicht ausreichend, weil durch das Vermeiden von auslösenden Situationen die Trigger vermindert werden. Neben der Frequenz der Attacken sind auch das Vermeidungsverhalten und die funktionelle Beeinträchtigung von Bedeutung. Auszuschließen ist die Einnahme von psychotropen Substanzen sowie das Vorliegen einer maßgeblichen körperlichen Erkrankung.

Die Panikstörung kann mit und ohne **Agoraphobie** auftreten. Mehr als 75% der Betroffenen mit Panikstörung haben zumindest eine milde Agoraphobie (Breier 1986). Zur Agoraphobie gehören das Vermeiden von Fahrten mit öffentlichen Verkehrsmitteln, das Überqueren von Brücken, Fahrten im Aufzug oder durch Tunnel, Warteschlangen oder Alleinsein. Das Vermeiden von Situationen kann dazu führen, dass Betroffene ihr Haus selten oder nicht mehr verlassen.

Abweichend von dem typischen Verlauf sind zwei **Varianten** zu beachten. Bei der larvierten Form kommt es bei einer Attacke nur zu wenigen Symptomen. Nächtlich auftretende Panikattacken treten besonders im Schlafstadium 2 auf, aber nicht in REM-Phasen. Alpträume sind von nächtlichen Panikattacken zu unterscheiden und stehen in keinem Zusammenhang.

## 1.2 Generalisierte Angststörung

Bei einer generalisierten Angststörung (GAD) bestehen nach **DSM-IV-TR** über 6 Monate anhaltende (exzessive) unkontrollierbare Sorgen und Ängste, die mit mindestens drei von sechs körperlichen Symptomen, wie Unruhe, Ermüdbarkeit, Irritierbarkeit, Muskelverspannung, Schlafstörungen oder Konzentrationsstörungen einher gehen. Die Ängste beeinträchtigen das soziale, berufliche oder schulische Leben und lassen sich nicht (besser) durch eine andere psychische oder körperliche Erkrankung oder den Gebrauch von psychotropen Substanzen erklären.

Die Kriterien der GAD für **Kinder und Jugendliche** (DSM-IV) entsprechen denen für Erwachsene. Die frühere Diagnose (**„overanxious disorder"**) ist weggefallen. Unterschiedlich bleibt aber, dass für Kinder und Jugendliche nur eines der sechs körperlichen Symptome vorliegen muss. Das diagnostische Konstrukt für Kinder und Jugendliche wird derzeit für die Revision des DSM-V kontrovers diskutiert.

Unzureichend sind die Kriterien bisher auch für das **höhere Lebensalter**. Die häufig in diesem Alter begleitend auftretenden psychischen Erkrankungen (z.B. Depression, Demenz) oder körperlichen Erkrankungen (z.B. Ernährungsmangel, Karzinom) erschweren die diagnostisch eindeutige Zuordnung der im Alter häufig auftretenden Angstzustände (Kessler et al. 2005).

Bei komorbidem Auftreten von Depression und GAD werden beide Störungen vergleichbar oft als erste Diagnose genannt (Moffitt et al. 2007).

## 1.3 Soziale Phobie

Für die soziale Phobie ist die starke und andauernde Sorge vor sozialen Situationen kennzeichnend. Besonders sind Situationen mit wenig vertrauten oder fremden Personen angstbesetzt. Die Gedanken kreisen um die Sorge, sich peinlich oder lächerlich zu verhalten. Die Konfrontation mit den befürchteten sozialen Situationen kann zu den Symptomen einer Panikattacke führen. Deshalb werden solche Situationen möglichst gemieden.
Auszuschließen ist die Einnahme von psychotropen Substanzen sowie das Vorliegen einer maßgeblichen körperlichen Erkrankung.

## 1.4 Spezifische Phobien

Die Phobie ist durch die realitätsferne Furcht vor bestimmten Objekten oder Situationen gekennzeichnet. Die übliche Reaktion darauf ist das Vermeiden der Angst auslösenden Trigger, wodurch eine Kontrolle der Befürchtungen erreicht wird.

Die spezifischen Phobien können sich auf eine Vielzahl von Gegenständen, Situationen, Umwelt oder Lebewesen beziehen (z.b. Tiere, enge Räume, Höhe, Krankheiten uvm., Tab. 5). Die Spanne von marginaler bis schwerer Beeinträchtigung im Alltagsleben ist entsprechend der individuellen Disposition breit.

## 2.1 Angstdiagnostik mit standardisierten Verfahren

Für die Diagnostik von Angststörungen ist die Anwendung von strukturierten Interviews hilfreich. Inzwischen gibt es eine Fülle von validierten Skalen zur Diagnostik von Angst und Angstsyndromen. An dieser Stelle kann lediglich tabellarisch eine begrenzte Auswahl der Verfahren erwähnt werden (s. Tab. 6). Zur vertieften Information wird auf die weiterführende Literatur verwiesen (z.B. Angstdiagnostik: Grundlagen und Testverfahren, Hoyer & Margraf 2003). Es gibt Skalen zur Fremd- und Selbstbeurteilung, globalen Erfassung von Angstsymptomen und spezifischen Diagnostik der Angststörungen.

| Spezifische Phobien | |
|---|---|
| Akrophobie | Höhe |
| Aichmophobie | scharfe Objekte |
| Ailurophobie | Katzen |
| Androphobie | Männer |
| Aquaphobie | Wasser |
| Brontophobie | Donner |
| Claustrophobie | Enge |
| Cynophobie | Hunde |
| Equinophobie | Pferde |
| Gynophobie | Frauen |
| Nyctophobie | Nacht |
| Ophidiophobie | Schlangen |
| Photophobie | Licht |
| Pyrophobie | Feuer |
| Siderodromophobie | Eisenbahn |

Tab. 5: Diverse spezifische Phobien

| Skalen | Anzahl der Items | Autor/en |
|---|---|---|
| **Angstskalen** *(Fremdbeurteilung)* Comprehensive Psychopathological Rating Scale (CPRS) Manifest Anxiety Scale (MAS) Hamilton Anxiety Scale (HAMA) Anxiety Status Inventory (ASI) | 10 28 14 20 | Asberg, 1978 Taylor, 1953 Hamilton, 1969 Zung, 1971 |
| **Angstskalen** *(Selbstbeurteilung)* Symptom-Check-List (SCL-90-R) Faktor Ängstlichkeit State-Trait Angstinventar (STAI) Selfrating Anxiety Scale (SAS) Beck Anxiety Scale (BAI) Clinical Anxiety Scale (CAS) Social Phobia Scale (SPS, SIAS) Anxious Thoughts Inventory (AnTI) Interaktions-Angst-Fragebogen (IAF) Metakognitionsfragebogen (MKF) | 10 von 90 20+20 20 21 6 20 22 55 65 | Derogatis et al., 1973 Spielberger et al., 1970 Zung, 1976 Beck et al., 1988 Snaith, 1982 Mattick & Clarke, 1989 Wells, 1994 Becker, 1997 Cartwright-Hatton & Wells, 1997 |
| **Panik-Agoraphobie-Skalen** Panik- und Agoraphobie-Skala (PAS) Selbst- und Fremdbeurteilung Panic Disorder Severity Scale (PDSS) Panic and Anticipatory Anxiety Scale (PAAS, SPAAS) | 14 7 18 | Bandelow, 1995 Shear, 1997 Sheehan, 1987 |
| **Skalen für spezifische Phobien** Fear Survey Schedule (FSS) | 72 | Wolpe u. Lang, 1964 |
| **Skalen für soziale Phobie** Liebowitz Social Anxiety Scale (LSAS) Brief Social Phobia Scale (BSPS) Social Phobia and Anxiety Inventory (SPAI) | 24 18 45 | Liebowitz, 1987 Davidson et al., 1997 Turner et al, 1989 |
| **Skalen für generalisierte Angststörung** Generalized Disorder Questionnaire (GAD-Q-IV) Penn State Worry Questionnaire (PSWQ) | 9 16 | Newman, 2002 Meyer et al., 1990 |

Tab. 6: Auswahl von Angstskalen in klinischer Versorgung und empirischer Forschung

# Klinisch-diagnostische Leitlinien nach der Internationalen Klassifikation psychischer Störungen (ICD-10) und Klassifikationskriterien nach dem Diagnostischen und Statistischen Manual psychischer Störungen, Textrevision (DSM-IV-TR)

## 1. Klinisch-diagnostische Leitlinien der Angststörungen nach ICD-10

### 1.1 Emotionale Störung mit Trennungsangst des Kindesalters (ICD-10: F 93.0)

Das diagnostische Hauptmerkmal ist eine fokussierte, übermäßig ausgeprägte Angst vor der Trennung von solchen Personen, an die das Kind gebunden ist (üblicherweise Eltern oder andere Familienmitglieder). Diese ist nicht lediglich Teil einer generalisierten Angst in vielen Situationen. Die Angst kann sich zeigen als:

1. Unrealistische, vereinnahmende Besorgnis über mögliches Unheil, das Hauptbezugspersonen zustoßen könnte oder Furcht, dass sie weggehen und nicht wiederkommen könnten.
2. Unrealistische, vereinnahmende Besorgnis, dass irgendein unglückliches Ereignis das Kind von einer Hauptbezugsperson trennen werde – beispielsweise, dass das Kind verlorengeht, gekidnapt, ins Krankenhaus gebracht oder getötet wird.
3. Aus Furcht vor der Trennung (mehr als aus anderen Gründen, wie Furcht vor Ereignissen in der Schule) resultierende, andauernde Abneigung oder Weigerung, die Schule zu besuchen.
4. Anhaltende Abneigung oder Weigerung, ins Bett zu gehen, ohne dass eine Hauptbezugsperson dabei oder in der Nähe ist.
5. Anhaltende unangemessene Furcht allein oder tagsüber ohne eine Hauptbezugsperson zu Hause zu sein.
6. Wiederholte Albträume über Trennung.
7. Wiederholtes Auftreten somatischer Symptome (wie Übelkeit, Bauchschmerzen, Kopfschmerzen oder Erbrechen) bei Trennung von einer Hauptbezugsperson, wie beim Verlassen des Hauses, um in die Schule zu gehen.
8. Extremes wiederkehrendes Unglücklichsein (z.B. Angst, Schreien, Wutausbrüche, Unglücklichsein, Apathie, oder sozialer Rückzug) in Erwartung von, während oder unmittelbar nach der Trennung von einer Hauptbezugsperson.

## 1.2 Panikstörung (ICD-10: F41.0)

Eine eindeutige Diagnose ist nur bei mehreren schweren vegetativen Angstanfällen zu stellen, die innerhalb eines Zeitraums von etwa 1 Monat aufgetreten sind,
1. in Situationen, in denen keine objektive Gefahr besteht,
2. wenn die Angstanfälle nicht auf bekannte oder vorhersagbare Situationen begrenzt sind,
3. zwischen den Attacken müssen weitgehend angstfreie Zeiträume liegen (Erwartungsangst ist jedoch häufig).

## 1.3 Agoraphobie (ICD-10: F40.0)

Für eine eindeutige Diagnose müssen alle folgenden Kriterien erfüllt sein:
1. Die psychischen oder vegetativen Symptome müssen primäre Manifestationen der Angst sein und nicht auf anderen Symptomen wie Wahn- oder Zwangsgedanken beruhen.
2. Die Angst muss beschränkt sein (oder hauptsächlich auftreten) auf mindestens zwei der folgenden umschriebenen Situationen: in Menschenmengen, auf öffentlichen Plätzen, bei Reisen mit weiter Entfernung von Zuhause oder bei Reisen alleine.
3. Vermeidung der phobischen Situation muss ein entscheidendes Symptom sein oder gewesen sein.
   Das Vorliegen oder Fehlen einer Panikstörung (F 41.0) bei der Mehrzahl der agoraphobischen Situationen kann mit der 5. Stelle angegeben werden:
   **F 40.00** ohne Angabe einer Panikstörung
   **F 40.01** mit Panikstörung

## 1.4 Soziale Phobie (ICD-10: F40.1)

Für eine eindeutige Diagnose müssen alle folgenden Kriterien erfüllt sein:
1. Die psychischen, Verhaltens- oder vegetativen Symptome müssen primäre Manifestationen der Angst sein und nicht auf anderen Symptomen wie Wahn und Zwangsgedanken beruhen.
2. Die Angst muss auf bestimmte soziale Situationen beschränkt sein oder darin überwiegen.
3. Wann immer möglich, Vermeidung der phobischen Situation.

## 1.5 Spezifische (isolierte) Phobien (ICD-10: F40.2)

Alle folgenden Kriterien müssen für eine eindeutige Diagnose erfüllt sein:
1. Die psychischen oder vegetativen Symptome müssen primäre Mani-

festation der Angst sein und nicht auf anderen Symptomen wie Wahn oder Zwangsgedanken beruhen.

2. Die Angst muss auf die Anwesenheit eines bestimmten phobischen Objektes oder eine spezifische Situation begrenzt sein.

3. Die phobische Situation wird – wann immer möglich – vermieden.

## 1.6 Generalisierte Angststörung (ICD-10: F41.1)

Der Patient muss primäre Symptome von Angst an den meisten Tagen, mindestens mehrere Wochen lang, meist mehrere Monate, aufweisen. In der Regel sind folgende Einzelsymptome festzustellen:

1. Befürchtungen (Sorge über zukünftiges Unglück, Nervosität, Konzentrationsschwierigkeiten usw.)

2. motorische Spannung (körperliche Unruhe, Spannungskopfschmerz, Zittern, Unfähigkeit, sich zu entspannen)

3. vegetative Übererregbarkeit (Benommenheit, Schwitzen, Tachykardie, Tachypnoe, Oberbauchbeschwerden, Schwindelgefühl, Mundtrockenheit etc.)

## 2. Diagnostische Kriterien der Angststörungen nach DSM-IV-TR

## 2.1 Störung mit Trennungsangst (DSM-IV-TR: 309.31)

A. Eine entwicklungsmäßig unangemessene und übermäßige Angst vor der Trennung von zu Hause oder von den Bezugspersonen, wobei mindestens drei der folgenden Kriterien erfüllt sein müssen:

(1) wiederholter übermäßiger Kummer bei einer möglichen oder tatsächlichen Trennung von zu Hause oder von wichtigen Bezugspersonen,

(2) andauernde oder übermäßige Besorgnis, dass er/sie wichtige Bezugspersonen verlieren könnte oder dass diesen etwas zustoßen könnte,

(3) andauernde und übermäßige Besorgnis, dass ein Unglück ihn/sie von einer wichtigen Bezugsperson trennen könnte (z.B. verlorenzugehen oder entführt zu werden),

(4) andauernder Widerwille oder Weigerung, aus Angst vor der Trennung zur Schule oder zu einem anderen Ort zu gehen,

(5) ständige oder übermäßige Furcht oder Abneigung, allein oder ohne wichtige Bezugsperson zu Hause oder ohne wichtige Erwachsene in einem anderen Umfeld zu bleiben,

(6) andauernder Widerwillen oder Weigerung, ohne die Nähe einer wichtigen Bezugsperson schlafen zu gehen oder auswärts zu übernachten,

(7) wiederholt auftretende Alpträume von Trennungen,

(8) wiederholte Klagen über körperliche Beschwerden (wie z.B. Kopfschmerzen, Bauchschmerzen, Übelkeit, Erbrechen), wenn die Trennung von einer wichtigen Bezugsperson bevorsteht oder stattfindet.

B. Die Dauer der Störung beträgt mindestens 4 Wochen.

C. Der Störungsbeginn liegt vor dem Alter von 18 Jahren.

D. Die Störung verursacht in klinisch bedeutsamer Weise Leiden oder Beeinträchtigungen in sozialen, schulischen oder anderen wichtigen Funktionsbereichen.

E. Die Störung tritt nicht ausschließlich im Verlauf einer tiefgreifenden
Entwicklungsstörung, Schizophrenie oder einer anderen psychotischen
Störung auf und kann bei Jugendlichen und Erwachsenen nicht durch die
Panikstörung mit Agoraphobie besser erklärt werden.

**Früher Beginn:** Die Störung beginnt vor dem Alter von 6 Jahren.

## 2.2 Panikstörung ohne Agoraphobie (DSM-IV-TR: 300.01); Panikstörung mit Agoraphobie (DSM-IV-TR: 300.21)

A. Sowohl (1) als auch (2):

(1) wiederkehrende unerwartete Panikattacken

(2) bei mindestens einer der Attacken folgte mindestens ein Monat mit
mindestens einem der nachfolgend genannten Symptome:

(a) anhaltende Besorgnis über das Auftreten weiterer Panikattacken,

(b) Sorgen über die Bedeutung der Attacke oder ihre Konsequenzen
(z.B. die Kontrolle zu verlieren, einen Herzinfarkt zu erleiden,
verrückt zu werden),

(c) deutliche Verhaltensänderung infolge der Attacken.

B. Es liegt keine Agoraphobie vor (300.01) bzw.: Es liegt eine Agoraphobie
vor. (300.21)

C. Die Panikattacken gehen nicht auf die direkte körperliche Wirkung einer
Substanz (z.B. Droge, Medikament) oder eines medizinischen Krankheitsfaktors (z.B. Hyperthyreose) zurück.

D. Die Panikattacken werden nicht durch eine andere psychische Störung
besser erklärt.

## 2.3 Agoraphobie ohne Panikstörung (DSM-IV-TR: 300.22)

A. Es liegt eine Agoraphobie vor, die sich auf die Angst vor dem Auftreten
panikähnlicher Symptome bezieht (z.B. Benommenheit oder Durchfall)

B. Die Kriterien für eine Panikstörung waren nie erfüllt.

C. Das Störungsbild geht nicht auf die direkte körperliche Wirkung einer
Substanz (z.B. Droge, Medikament) oder eines medizinischen Krankheitsfaktors zurück.

D. Falls ein medizinischer Krankheitsfaktor vorliegt, so ist die unter Kriterium A beschriebene Angst deutlich ausgeprägter, als dies normalerweise bei diesem medizinischen Krankheitsfaktor zu erwarten wäre.

## 2.4 Soziale Phobie (DSM-IV-TR: 300.23)

A. Eine ausgeprägte und anhaltende Angst vor einer oder mehreren sozialen oder Leistungssituationen, in denen die Person mit unbekannten Personen konfrontiert ist oder von anderen Personen beurteilt werden könnte. Der Betroffene befürchtet, ein Verhalten (oder Angstsymptome) zu zeigen, das demütigend oder peinlich sein könnte.
**Beachte:** Bei Kindern muss gewährleitstet sein, dass sie im Umgang mit bekannten Personen über die altersentsprechende soziale Kompetenz verfügen, und die Angst muss gegenüber Gleichaltrigen und nicht nur in der Interaktion mit Erwachsenen auftreten.

B. Die Konfrontation mit der gefürchteten sozialen Situation ruft fast immer eine unmittelbare Angstreaktion hervor, die das Erscheinungsbild einer situationsgebundenen oder einer situationsbegünstigten Panikattacke annehmen kann.
**Beachte:** Bei Kindern kann sich die Angst durch Weinen, Wutanfälle, Erstarren oder Zurückweichen von sozialen Situationen mit unvertrauten Personen ausdrücken.

C. Die Person erkennt, dass die Angst übertrieben oder unbegründet ist.
**Beachte:** Bei Kindern darf dieses Kriterium fehlen.

D. Die gefürchteten sozialen oder Leistungssituationen werden vermieden oder nur unter intensiver Angst oder Unwohlsein ertragen.

E. Das Vermeidungsverhalten, die ängstliche Erwartungshaltung oder das starke Unbehagen in den gefürchteten sozialen oder Leistungssituationen beeinträchtigen deutlich die normale Lebensführung der Person, ihre berufliche (oder schulische) Leistung oder soziale Aktivitäten oder Beziehungen, oder die Phobie verursacht erhebliches Leiden.

## 2.5 Spezifische Phobie (DSM-IV-TR: 300.29)

A. Ausgeprägte und anhaltende Angst, die übertrieben oder unbegründet ist und die durch das Vorhandensein oder die Erwartung eines spezifischen Objekts oder einer spezifischen Situation ausgelöst wird (z.B. Fliegen, Höhen, Tiere, eine Spritze bekommen, Blut sehen).

B. Die Konfrontation mit dem phobischen Reiz ruft fast immer eine unmittelbare Angstreaktion hervor, die das Erscheinungsbild einer situationsgebundenen oder einer situationsbegünstigten Panikattacke annehmen kann.
**Beachte:** Bei Kindern kann sich die Angst in Form von Weinen, Wutanfällen, Erstarren oder Anklammern ausdrücken.

C. Die Person erkennt, dass die Angst übertrieben oder unbegründet ist.
   **Beachte:** Bei Kindern darf dieses Merkmal fehlen.
D. Die phobischen Situationen werden gemieden bzw. nur unter starker Angst oder starkem Unbehagen ertragen.
E. Das Vermeidungsverhalten, die ängstliche Erwartungshaltung oder das Unbehagen in den gefürchteten Situationen schränkt deutlich die normale Lebensführung der Person, ihre berufliche (oder schulische) Leistung oder sozialen Aktivitäten oder Beziehungen ein, oder die Phobie verursacht erhebliches Leiden für die Person.
F. Bei Personen unter 18 Jahren hält die Phobie über mindestens sechs Monate an.
G. Die Angst, Panikattacken oder das phobische Vermeidungsverhalten, die mit dem spezifischen Objekt oder der spezifischen Situation assoziiert sind, werden nicht besser durch eine andere psychische Störung erklärt.
   **Bestimme den Typus:** Tier-Typus, Umwelt-Typus, Blut-Spritzen-Verletzungs-Typus, situativer Typus, anderer Typus

## 2.6 Generalisierte Angststörung (DSM-IV-TR: 300.02)

A. Übermäßige Angst und Sorge (furchtsame Erwartung) bezüglich mehrerer Ereignisse oder Tätigkeiten (wie etwa Arbeit oder Schulleistungen), die während mindestens 6 Monaten an der Mehrzahl der Tage auftraten.
B. Die Person hat Schwierigkeiten, die Sorgen zu kontrollieren.
C. Die Angst und Sorge sind mit mindestens drei der folgenden 6 Symptome verbunden (wobei zumindest einige der Symptome in den vergangenen 6 Monaten an der Mehrzahl der Tage vorlagen)
   **Beachte:** Bei Kindern genügt ein Symptom.
   1. Ruhelosigkeit oder ständiges „auf dem Sprung sein"
   2. leichte Ermüdbarkeit
   3. Konzentrationsschwierigkeiten oder Leere im Kopf
   4. Reizbarkeit
   5. Muskelspannung
   6. Schlafstörungen (Ein- oder Durchschlafschwierigkeiten oder unruhiger, nicht erholsamer Schlaf)
D. Die Angst und Sorgen sind nicht auf Merkmale einer Achse-I-Störung beschränkt.
E. Die Angst, Sorge oder körperliche Symptome verursachen in klinisch bedeutsamer Weise Leiden oder Beeinträchtigungen in sozialen, beruflichen oder anderen wichtigen Funktionsbereichen.
F. Das Störungsbild geht nicht auf die direkte körperliche Wirkung einer Substanz (z.B. Droge, Medikament) oder eines medizinischen Krankheitsfaktors (wie z.B. Schilddrüsenüberfunktion) zurück und tritt nicht ausschließlich im Verlauf einer affektiven Störung, einer psychotischen Störung oder einer tiefgreifenden Entwicklungsstörung auf.

# 3. Synopsis der Diagnostischen Kriterien der Angststörungen nach ICD-10 und DSM-IV-TR

## Diagnostische Kriterien der Panikstörung im Vergleich von ICD 10 und DSM-IV-TR

| ICD-10 | DSM-IV-TR |
|---|---|
| **Symptomatologie** | |
| Das wesentliche Kriterium sind wiederkehrende schwere Angstattacken (Panik), die sich nicht auf eine spezifische Situation oder besondere Umstände beschränken und deshalb auch nicht vorhersehbar sind. | Wiederholte und unerwartete Panikattacken; mindestens eines oder mehrere der folgenden Symptome folgen den Attacken für mindestens 1 Monat:<br>- anhaltende Angst vor erneuten Attacken<br>- Sorge vor den Umständen oder Folgen der Attacken<br>- Signifikante Änderung des Verhaltens im Zusammenhang mit den Attacken |
| Die Symptome variieren von Person zu Person, typisch ist aber der plötzliche Beginn mit<br>- Herzklopfen<br>- Brustschmerzen<br>- Erstickungsgefühlen<br>- Schwindel<br>- Entfremdungsgefühlen | Eine abgegrenzte Periode von Angst oder Unbehagen, in der 4 oder mehrere der folgenden Symptome plötzlich auftraten und ihren Höhepunkt innerhalb von 10 Minuten erreichten:<br>- Palpitationen, Herzklopfen oder Tachykardie<br>- Kurzatmigkeit oder Beklemmungsgefühle<br>- Erstickungsgefühle<br>- Brustschmerzen oder Unwohlsein in der Brust<br>- Benommenheit, Gefühl der Unsicherheit oder Ohnmachtsgefühl<br>- Übelkeit oder abdominelle Beschwerden<br>- Depersonalisation oder Derealisation<br>- Angst vor Kontrollverlust oder Furcht, verrückt zu werden<br>- Furcht zu sterben<br>- Parästhesien<br>- Hitzewallungen oder Kälteschauer |
| Fast stets entsteht dann sekundär auch<br>- Furcht zu sterben<br>- Furcht vor Kontrollverlust<br>- Angst, wahnsinnig zu werden | |
| **Zeitkriterien** | |
| Mehrere schwere vegetative Angstanfälle, die innerhalb eines Zeitraums von etwa 1 Monat aufgetreten sind. | Mindestens einer der Attacken folgten die oben genannten Symptome für 1 Monat oder mehr. |

# Diagnostische Kriterien der Agoraphobie im Vergleich von ICD-10 und DSM-IV-TR

| ICD-10 | DSM-IV-TR |
|---|---|
| **Symptomatologie** | |
| Die Angst muss in mindestens 2 der folgenden umschriebenen Situationen auftreten:<br>- in Menschenmengen<br>- auf öffentlichen Plätzen<br>- Bei Reisen mit weiter Entfernung von zuhause oder bei Reisen allein | Angst, sich an Orten oder in Situationen zu befinden, in denen beim plötzlichen Auftreten einer unerwarteten oder durch die Situation ausgelösten Panikattacke oder ähnlicher Symptomatik eine Flucht nur schwer möglich (oder peinlich), oder aber keine Hilfe verfügbar wäre.<br>Übliche phobische Situationen sind:<br>- allein außerhalb des eigenen Hauses zu sein<br>- sich in einer Menschenmenge zu befinden oder in einer Schlange zu stehen<br>- sich auf einer Brücke zu befinden<br>- Bus, Zug oder Auto zu fahren |
| Vermeidung der phobischen Situation ist und war ein entscheidendes Symptom. | Als eine Folge der Angst bestehen entweder Einschränkungen beim Reisen, die Notwendigkeit einer Begleitperson außerhalb der Wohnung, oder aber die phobischen Situationen werden nur unter intensiver Angst durchgestanden. |

# Diagnostische Kriterien der sozialen Phobie im Vergleich von ICD-10 und DSM-IV-TR

| ICD-10 | DSM-IV-TR |
|---|---|
| **Symptomatologie** | |
| Diese Störungen zentrieren sich um die Furcht vor prüfender Beobachtung durch andere Menschen in verhältnismäßig kleinen Gruppen (nicht dagegen in Menschenmengen). Die Phobien können klar abgegrenzt sein und beispielsweise auf Essen oder Sprechen in der Öffentlichkeit oder Treffen mit dem anderen Geschlecht beschränkt sein. Sie können aber auch unbestimmt sein und in fast allen sozialen Situationen außerhalb des Familienkreises auftreten. | Eine ausgeprägte und anhaltende Angst vor einer oder mehreren sozialen Situationen, in denen die Person im Mittelpunkt der Aufmerksamkeit anderer steht und befürchtet, etwas zu tun, was demütigend oder peinlich sein könnte. |
| Soziale Phobien können sich in Beschwerden äussern wie<br>- Erröten<br>- Vermeiden von Blickkontakt<br>- Händezittern<br>- Übelkeit oder Drang zum Wasserlassen | Irgendwann im Verlauf der Störung lös(t) en der spezifische Stimulus (bzw. die Stimuli) fast unvermeidlich eine sofortige Angstreaktion aus, die die Form einer situationsgebundenen Panikattacke haben kann. Die phobische(n) Situation(en) wird (werden) vermieden oder nur unter intensiver Angst durchgestanden. Die Person erkennt, dass ihre Angst übertrieben oder vernünftig ist. |
| Soziale Phobien sind in der Regel mit einem niedrigen Selbstwertgefühl und Furcht vor Kritik verbunden. | |

# Diagnostische Kriterien der spezifischen Phobie im Vergleich von ICD-10 und DSM-IV-TR

| ICD-10 | DSM-IV-TR |
|---|---|
| **Symptomatologie** | |
| Die Angst muss auf die Anwesenheit eines bestimmten phobischen Objektes oder eine spezifische Situation begrenzt sein. | Ausgeprägte und anhaltende Angst, die übermäßig oder unbegründet ist, ausgelöst durch ein spezifisches Objekt oder eine Situation. Irgendwann im Verlauf der Störung ruft eine Konfrontation mit dem spezifischen Stimulus fast unvermeidlich eine sofortige Angstreaktion hervor, die die Form einer situationsgebundenen Panikattacke haben kann. |
| Die phobische Situation wird – wann immer möglich – vermieden. | Das Objekt oder die Situation werden vermieden oder nur unter intensiver Angst durchgestanden. |
| Das Ausmaß der Furcht vor dem phobischen Objekt wechselt nicht. | Die Person erkennt, dass ihre Angst übertrieben oder unvernünftig ist. |

# Diagnostische Kriterien der generalisierten Angststörung im Vergleich von ICD-10 und DSM-IV-TR

| ICD-10 | DSM-IV-TR |
|---|---|
| **Symptomatologie** | |
| Das wesentliche Symptom ist eine generalisierte und anhaltende Angst, die aber nicht auf bestimmte Situationen in der Umgebung beschränkt oder darin nur besonders betont ist, d.h. sie ist frei flottierend. | Exzessive Angst oder Sorge (besorgte Erwartung) vor mehreren Ereignissen oder Aktivitäten. Die Person findet es schwierig, die Angst zu kontrollieren. |
| In der Regel sind folgende Symptome festzustellen:<br>**Befürchtungen**<br>- Sorge über zukünftiges Unglück<br>- Nervosität<br>- Konzentrationsschwierigkeiten usw.<br>**Motorische Spannung**<br>- Körperliche Unruhe<br>- Spannungskopfschmerz<br>- Zittern<br>- Unfähigkeit sich zu entspannen<br>**Vegetative Übererregbarkeit**<br>- Benommenheit<br>- Schwitzen<br>- Tachykardie oder Tachypnoe<br>- Oberbauchbeschwerden<br>- Schwindelgefühle<br>- Mundtrockenheit | Die Angst oder Sorge ist begleitet von 3 (oder mehr) der folgenden 6 Symptome:<br>- Ruhelosigkeit, nervöse Anspannung, Gereiztheit<br>- Leichte Ermüdbarkeit<br>- Konzentrationsschwierigkeiten oder Vergesslichkeit<br>- Irritierbarkeit<br>- Muskuläre Anspannung<br>- Schlafstörungen |
| **Zeitkriterien** | |
| Primäre Symptome von Angst an den meisten Tagen der Woche, mindestens mehrere Wochen lang | Symptome an mehr als der Hälfte der Tage über mindestens 6 Monate |

# Genetik von Angsterkrankungen

Bei der Entstehung von Angsterkrankungen geht man von einem multifaktoriellen Geschehen mit einer Interaktion von psychosozialen Faktoren (siehe Klauke et al. 2010) und biologischen Risikomerkmalen aus. Der Anteil biologischer und insbesondere genetischer Faktoren an der Pathogenese von Angsterkrankungen lässt sich unter Verwendung von klinischgenetischen Studien wie Familien-, Zwillings- und Segregationsstudien genauer definieren.

## Klinische Genetik

In **Familienstudien**, die die Häufigkeit des Auftretens einer Erkrankung bei Familienangehörigen im Vergleich zur Allgemeinbevölkerung bzw. zu Angehörigen einer Stichprobe nichterkrankter Personen untersuchen, wurde bei Angehörigen ersten Grades von Patienten mit Panikstörung ein etwa 3- bis 5-fach höheres Erkrankungsrisiko beobachtet als in der Allgemeinbevölkerung (Horwath et al. 1995; Maier et al. 1993; Hettema et al. 2001). Auch die generalisierte Angststörung, spezifische Phobien und insbesondere die Blut-Spritzen-Phobie zeigen eine signifikante familiäre Aggregation (Hettema et al. 2001; Marks und Herst 1970). Diese in Familienstudien gefundene Risikoerhöhung deutet auf einen möglichen Einfluss genetischer Faktoren bei der Entstehung der Erkrankung hin, wobei Familien neben ihrer genetischen Ausstattung aber auch Umweltfaktoren wie z.B. Erziehungsstile und bestimmte traumatische Lebensereignisse gemeinsam sein können. Zur genaueren Bestimmung des tatsächlichen Anteils der genetischen Faktoren bei der Entstehung der Erkrankung werden daher Zwillingsstudien herangezogen.

In **Zwillingsstudien** wird die sog. Konkordanz, d.h. das gemeinsame Vorliegen der Erkrankung bei beiden Zwillingen, zwischen genetisch zu 100% übereinstimmenden eineiigen Zwillingen und zweieiigen Zwillingspaaren, die sich genetisch wie normale Geschwister verhalten, vergleichend untersucht. Hieraus lässt sich unter Berücksichtigung von gemeinsamen und verschiedenen Umweltfaktoren der tatsächliche Beitrag genetischer Faktoren zur Entstehung der Erkrankung, die sogenannte „Heritabilität", errechnen. Für die Panikstörung wurden 2- bis 3-fach erhöhte Konkordanzraten bei eineiigen im Vergleich zu zweieiigen Zwillingen beschrieben. Nach einer Metaanalyse liegt damit die Heritabilität für Panikstörung bei bis zu 48%, wobei die verbleibende Varianz durch individuelle Umweltfaktoren wie z.B. belastende Lebensereignisse erklärt wird (Hettema et al. 2001). Die Heritabilität der generalisierten Angststörung wird mit ca. 32%, die der Phobien im Mittel mit ca. 30% angegeben, während die Agoraphobie (67%), die Blut-Spritzen-Phobie (59%) und die soziale Phobie (51%) noch höhere Heritabilitäten aufweisen (Kendler et al. 1999; Hettema et al. 2001) (siehe auch Tabelle 7).

Allerdings liegen Angsterkrankungen nach Erkenntnissen aus **Segregationsstudien** keine definierten Erbgänge nach den Mendelschen Regeln wie bei monogenetischen Erkrankungen zugrunde (Vieland et al. 1996), so dass man bei Angsterkrankungen – wie auch z.B. bei der Depression, der Schizophrenie, Asthma, Diabetes mellitus oder der Hypertonie - von sogenannten komplex-genetischen Erkrankungen mit einer Interaktion von Umweltfaktoren und verschiedenen Risiko- oder Vulnerabilitäts-erhöhenden Genen spricht. Diese kleinen bis mäßigen Effekte einzelner Gene in der komplexgenetischen Entstehung einer Erkrankung lassen sich molekulargenetisch unter Verwendung von v.a. Kopplungs- („Linkage"-) und Assoziationsstudien genauer analysieren.

| Angststörung | Heritabilität |
|---|---|
| Agoraphobie | **67%** (CI 24%-63%) |
| Blut-Spritzen-Phobie | **59%** (CI 43%-78%) |
| Soziale Angststörung | **51%** (CI 39%-64%) |
| Panikstörung | **48%** (CI 41%-54%) |
| Generalisierte Angststörung | **32%** (CI 24%-39%) |
| Posttraumatische Belastungsstörung | **30%** (CI 28%-32%) |

nach Kendler et al. 1999 und Hettema et al. 2001; CI: 95% Konfidenzintervall

Tab. 7: Heritabilität von Angststörungen

# Molekulargenetik

Bei **Kopplungs- oder „Linkage"-Untersuchungen** wird in Familienstammbäumen untersucht, ob Varianten in bestimmten größeren Regionen („Loki") des menschlichen Genoms nur oder überzufällig häufig bei den erkrankten Mitgliedern auftreten. Für die Panikstörung wurden mehrere potentielle Risikoloki auf den Chromosomen 1p, 4q, 7p, 9q, 11p, 15q und 20p (Crowe et al. 1987; Crowe et al. 2001; Knowles et al. 1998; Gelernter et al. 2001; Hamilton et al. 2003; Thorgeirsson et al. 2003; Fyer et al. 2006; Kaabi et al. 2006), für Phobien auf den Chromosomen 3q (Agoraphobie), 14p (spezifische Phobien) und 16q (soziale Phobie) identifiziert (Gelernter et al. 2001; Gelernter et al. 2003; Gelernter et al. 2004). Die bisher beschriebenen Loki sind allerdings noch sehr groß und umfassen bis zu Hunderte von Genen. Insgesamt bestätigen die molekulargenetischen Kopplungsuntersuchungen aber die Annahme der klinisch-genetischen Untersuchungen, dass bei der Entstehung der Angststörungen mehrere Gene zusammenwirken.

**Assoziationsstudien** untersuchen auf Genebene, ob bestimmte genetische Marker häufiger in einer Stichprobe von erkrankten Personen als in einer Stichprobe nichterkrankter oder für die Gesamtpopulation repräsentativer Personen vorkommt. Die bis heute im Zusammenhang mit Angsterkrankungen untersuchten Kandidatengene beziehen sich bis jetzt vor allem auf Gene der serotonergen/katecholaminergen oder GABA-ergen Neurotransmittersysteme, über die Antidepressiva bzw. Anxiolytika ihre Wirkung entfalten, sowie Gene, die aus Provokationsstudien (z.B. Cholezystokinin (CCK)-Challenge, Koffein-Challenge) oder Tiermodellen der Angst (z.B. Neuropeptid S) abgeleitet wurden. Bei der Panikstörung liegen aktuell konvergierende Hinweise auf eine möglicherweise Risiko-erhöhende Wirkung von Varianten in folgenden Genen vor: Cholezystokinin B Rezeptor (CCK-B) (Kennedy et al. 1999; Hösing et al. 2004), Monoaminoxidase A (MAO-A) (Deckert et al. 1999; Samochowiec et al. 2004; Maron et al. 2005b), Catechol-O-Methyltransferase (COMT) (Hamilton et al. 2002, Domschke et al. 2004), Adenosin A2A Rezeptor (ADORA2A) (Deckert et al. 1998; Hamilton et al. 2004; Hohoff et al. 2010) und Neuropeptid S Rezeptor (NPSR) (Domschke et al. in Druck; Okamura et al. 2007; Donner et al. 2010). Bemerkenswert ist in diesem Zusammenhang, daß MAO-A und COMT Genvarianten lediglich bei Frauen das Erkrankungsrisiko zu erhöhen scheinen (Deckert et al. 1999; Domschke et al. 2007). Mit sozialer Phobie und generalisierter Angststörung wurden genetische Variationen im Dopamintransporter (DAT1) assoziiert gefunden (Rowe et al. 1998), während für Dopamin D2 Rezeptor (DRD2) Varianten eine Rolle bei der Pathogenese der posttraumatischen Belastungsstörung beschrieben wurde (Segman und Shalev 2003). Für Phobien wurde ein Einfluss einer funktionellen COMT Gen Variante (McGrath et al. 2004), für die soziale Phobie eine Assoziation mit dem Serotonin 2A Rezeptor (5-HT2A) Gen (Lochner et al. 2007) und für die generalisierte Angststörung mit einer funktionellen MAO-A Genvariante berichtet (Tadic et al. 2003). Positive Befunde wurden für multiple weitere Gene berichtet, zu denen allerdings auch jeweils mehrere non-Replikationen vorliegen (zur Übersicht siehe Jacob et al. 2010; Domschke und Deckert 2007).

Erste sogenannte **Genom-weite Assoziationsstudien (GWAS)**, bei denen mehrere hunderttausend, das gesamte menschliche Genom repräsentierende Marker hypothesenfrei auf Assoziation mit der betreffenden Erkrankung untersucht werden, wecken Hoffnung auf robustere Befunde sowie die Identifikation neuer Kandidatengene für komplex-genetische Erkrankungen und damit auch Angststörungen (z.B. Erhardt et al. 2011).

## Gen-Umwelt-Interaktionsstudien

Nachdem wie oben ausgeführt bei komplex-genetischen Erkrankungen wie Angsterkrankungen neben genetischen Faktoren auch Umweltfaktoren eine wesentliche Rolle in der Pathogenese spielen, liegt ein weiterer Schwerpunkt der genetischen Forschung auf Gen-Umwelt-Interaktionsanalysen („gene x environment"; „G x E" Analysen). Erste GxE-Studien bei Angst-relevanten Phänotypen erbrachten Hinweise auf eine signifikante Interaktion der jeweiligen Risikogenotypen der Adenosin A2A Rezeptor (ADORA2A) und Dopamin D2 Rezeptor (DRD2) Gene mit Koffein (Alsene et al. 2003; Childs et al. 2008; Rogers et al. 2010) bzw. einen interaktiven Effekt des Serotonin Transporter 5-HTTLPR Polymorphismus und Missbrauchserlebnissen in der Kindheit (Stein et al. 2008; Klauke et al., in Druck).

# Genetik intermediärer Phänotypen von Angsterkrankungen

In jüngerer Zeit wird weiterhin zunehmend das Konzept der sogenannten intermediären oder Endophänotypen propagiert: Nachdem sich psychische Erkrankungen nach DSM-IV bzw. ICD-10 aus einer Reihe unterschiedlicher, ätiologisch möglicherweise heterogener psychopathologischer und neurobiologischer Merkmale sowie Schwere- und Verlaufscharakteristika zusammensetzen, wird vermutet, dass die Untersuchung enger definierter psychopathologischer oder neurobiologischer mit der Krankheit assoziierter Charakteristika die Identifikation von Risikogenen deutlich erleichtert bzw. die funktionelle Auswirkung von genetischen Risikovarianten näher aufklärt (siehe Gottesman und Gould 2003). In Bezug auf Angsterkrankungen wurden hier v.a. neuropsychologische Merkmale wie z.B. Neurotizismus, Angstsensitivität, State- oder Trait-Angst, „harm avoidance" (Schadensvermeidung) oder „behavioral inhibition", d.h. ängstliche Schüchternheit vor allem des Kindesalters, in Familien- und Zwillingsstudien als genetisch beeinflusst und in molekulargenetischen Studien mit Risikogenen wie für den Serotonin Transporter (5-HTT) oder das Corticotropin Releasing Hormon (CRH) assoziiert gefunden (z.B. Maier et al. 1992; Stein et al. 1999; Lesch et al. 1996; Smoller et al. 2005). Neben neuropsychologischen Merkmalen werden zur Untersuchung der Pathogenese von Angsterkrankungen auch dimensionale neurobiologische Marker wie z.B. die startle response (Blinkreflex), $CO_2$-Induzierbarkeit von Panikattacken oder peripherphysiologische Maße wie Blutdruck oder Herzrate als intermediäre Phänotypen herangezogen, die erste Hinweise auf mögliche Risikogene für eine erhöhte Angst-Vulnerabilität erbrachten (z.B. 5-HTT, COMT; Brocke et al. 2006; Domschke et al. 2009; Montag et al. 2008; Schruers et al. in Druck). Unter der Bezeichnung „Imaging Genetics" wird ein innovativer Forschungsansatz gefasst, bei dem insbesondere Resultate aus bildgebenden Verfahren wie z.B. der funktionellen Magnetresonanztomographie (fMRT) als neurobiologische Endophänotypen komplex-genetischer Erkrankungen zugrundegelegt werden (vgl. Hariri et al. 2002). Erste „Imaging Genetics" Untersuchungen bei Angsterkrankungen oder Angst-relevanten

Phänotypen legen nahe, dass das genetische Risiko für die Entstehung von Angststörungen womöglich über den intermediären Phänotyp einer kortiko-limbischen Dysfunktion bei der Verarbeitung Angst-relevanter emotionaler Reize vermittelt wird (z.B. Domschke et al. 2008; Domschke et al. 2006; Domschke et al., in Druck; Furmark et al. 2008; Furmark et al. 2009; zur Übersicht siehe Domschke und Dannlowski 2010).

## Pharmakogenetik

In pharmakogenetischen Studien wird untersucht, ob und in welcher Weise genetische Varianten über ihre Wirkung auf die Pharmakodynamik und -kinetik den Erfolg einer Pharmakotherapie bzw. das Auftreten von Nebenwirkungen beeinflussen. Erste pharmakogenetische Studien bei der Panikstörung bzw. der generalisierten sozialen Phobie berichteten einen signifikanten Einfluss des funktionellen Promotorpolymorphismus des Serotonin Transporter Gens (5-HTT) auf die Therapieantwort unter SSRIs (Lenze et al. 2010; Perna et al. 2005; Stein et al. 2006). Für das Ansprechen auf eine antidepressive medikamentöse Therapie mit SSRIs bei Panikstörung wurde weiterhin ein signifikanter modulierender Einfluss des Serotonin 1A Rezeptor (5-HT1A) Gens gefunden (Yevtushenko et al. 2010).

## Zusammenfassung und Ausblick

Die klinisch-genetische Forschung hat übereinstimmend ergeben, dass genetische Faktoren wesentlich zur Entstehung von Angsterkrankungen beitragen. Wichtig zu betonen ist dabei, dass es sich bei Angsterkrankungen aber nicht um klassische, monogenetische Erbkrankheiten im Mendelschen Sinne, sondern um multifaktoriell bedingte Erkrankungen mit einem Zusammenwirken von zahlreichen Umweltfaktoren und mehreren Genen („komplex-genetische Erkrankungen") handelt. Molekulargenetische Befunde sind damit vereinbar, dass Varianten in Vulnerabilitätsgenen das Risiko für die Erkrankung um einen Faktor kleiner 1,5, also um weniger als 50 Prozent erhöhen. Derzeit ist trotz der Identifikation von einigen wenigen replizierten Risikoloki und möglichen Vulnerabilitätsgenen das Netzwerk der komplex-genetischen Ätiologie der Angsterkrankungen mit genetischen Risikovarianten und Risiko-erhöhenden Lebensereignissen, die jedoch durch protektive Genvarianten und Resilienz-erhöhende Umwelteinflüsse antagonisiert werden können, lediglich ansatzweise verstanden. Zudem werden in Zukunft epigenetische Prozesse wie z.B. DNA-Methylierung oder Histon-Acetylierung, die die Genregulation bzw. Genexpression wesentlich beeinflussen, näher untersucht werden müssen, und es wird gelten, in funktionellen Untersuchungen die Auswirkung genetisch-epigenetischer Variation im Hinblick auf eine veränderte Expression, Struktur oder Funktion des jeweiligen Proteins zu klären. Aussagen prädiktiver (z.B. in utero) oder prognostischer Art auf der Grundlage von genetischen Untersuchungen lassen sich damit aktuell und auf absehbare Zeit noch nicht treffen (vgl. Deckert und Arolt 2000). Allerdings hat die Identifikation von Risikogenen erhebliches therapeutisches Potential, indem sie zum Verständnis der biologischen Entstehungsfaktoren von Angsterkrankungen beiträgt und daraus möglicherweise die Entwicklung innovativer Therapieansätze erlaubt. Auch ist denkbar, dass auf der Basis pharmakogenetischer Befunde in Zukunft individuelle prädiktive genetische Profile hinsichtlich des Ansprechens auf eine anxiolytische Pharmako- oder Psychotherapie generiert werden können, die im Sinne einer personalisierten Medizin zu einer individuell angepassten, gezielteren Anwendung von therapeutischen Interventionen, einem effizienteren Behandlungserfolg und damit einer Verkürzung der Leidenszeit der Patienten sowie einer signifikanten Kostenersparnis im Gesundheitssystem beitragen könnten.

# Neurobiologie der Angststörungen

## Neurobiologische Grundlagen normaler und pathologischer Angst

Es gibt eine Reihe von neurobiologischen Grundlagen, die für die Wahrnehmung und Entstehung der Angst von Bedeutung sind. In dem folgenden Abschnitt wird ein Überblick über die wichtigen neuroanatomischen Strukturen, hormonellen Einflüsse und die wesentlichen Neurotransmitter-Systeme gegeben.

## 1. Neuroanatomische Strukturen

Angst ist ein komplexes Geschehen, in das die verschiedenen Gehirnregionen einbezogen sind. Die wichtigsten neuroanatomischen Strukturen werden nachfolgend beschrieben, was in Tab. 8 zusammengefasst wird.

Eine der frühen Untersuchungen an Katzen zeigte, dass die Entfernung des zerebralen Kortex mit verbleibenden subkortikalen Regionen (einschließlich Amygdala, Thalamus, Hippokampus und Hypothalamus) zu ausgeprägten Angstzuständen führen, wobei es auch zur Aktivierung des Sympathikus kommt (Cannon 1927). Es entwickelte sich die Erkenntnis, dass **subkortikale Strukturen** eine entscheidende Rolle bei der Vermittlung von Angstantworten spielen.

Papez beschrieb mit dem sog. **Papez-Kreis** (1937) wichtige Hirnstrukturen, die bei der Wahrnehmung von Angst einbezogen werden: Ein Kreislauf von Hippokampus, über Mammilarkörper, vorderem Thalamus, Cingulum (Balken), zurück zum Hippokampus.

Inzwischen ist auch die Bedeutung der **Amygdala** bei der Entstehung von Angst bekannt, wobei moderne Hypothesen zur Ätiologie der Angst auch Kortexgebiete, ventrales Striatum und PAG (periaquäduktales Grau) mit einschließen (LeDoux 1996).

Sensorische Eindrücke (Sehen, Riechen, Fühlen, etc.) sind bei der Entstehung von Angst wichtig und werden über den dorsalen **Thalamus** zum Kortex projiziert (Sehen – occipital; Hören – temporal; Fühlen – postzentral). Der Geruchssinn findet Eingang über die Amygdala und den entorhinalen Kortex. Das Erkennen von Gesichtern erfordert die Vermittlung über den Parahippokampus und inferioren Temporallappen mit vielfältigen Projektionen.

# Präfrontaler und parietaler Kortex

Der präfrontale Kortex ist für die Gedächtnisfunktionen wichtig. Frontale kortikale Areale nehmen über die Inhibition der Amygdala Einfluss auf die emotionale Ansprechbarkeit. Eine verminderte Funktion des medialen präfrontalen Kortex (mPFC) wurde besonders bei Patienten mit posttraumatischer Belastungsstörung (PTSD) nachgewiesen (Ressler & Mayberg 2007).
Der Scheitellappen (Parietallappen) spielt bei der räumlichen Wahrnehmung und somit Lokalisierung von angstauslösenden Objekten eine hervorgehobene Rolle und erhält Information vom Cingulum, dem Balken (Vogt 1992). Beide Hirnregionen vermitteln die Reaktionen auf Gefahr und Stress.

# Hippokampus

Der Hippokampus ist für das Gedächtnis und für die Verarbeitung von emotionalen Prozessen eine entscheidende Hirnstruktur, besonders bei der Vermittlung von emotional belastenden Situationen über die Stresshormone. Stress kann dabei zu einer verminderten Neurogenese führen (Gould 1997), während Antidepressiva wiederum diese Abbau-Prozesse verhindern (Santarelli et al. 2003).

# Amygdala

Die Amygdala haben Bedeutung bei der Bewertung von Emotionen, bei der konditionierten Angst und der Modulation von Stressreaktionen. Bedeutend sind dabei die Verbindungen zum Thalamus und Kortex (Davis 1992). Der pathologischen Angst liegt vermutlich eine Funktionsstörung der amygdalokortikalen Verbindungen zugrunde (Charney & Bremner 1999).

# Insula

Auch das als Insula bezeichnete Kortex-Gebiet ist bei der Wahrnehmung von affektiven Prozessen mit seinen vielfältigen Verbindungen einbezogen (Paulus & Stein 2006). Bei Patienten mit Panikstörung waren die GABA A-Benzodiazepin-Rezeptoren in dieser Region vermindert (Cameron 2007).

# Periaquäduktales Grau (PAG)

Von der elektrischen Stimulation des PAG bei neurochirurgischen Patienten ist seit längerem bekannt, dass panikartige Zustände ausgelöst werden können (Gentil 1988). Das PAG ist dennoch als weniger spezifische Region bei der Entstehung von Angst anzusehen (Del-Ben & Graeff 2009).

| | |
|---|---|
| **Amygdala** | - Bewertung von Emotionen<br>- Modulation der Stressantwort<br>- Verbindungen zum Thalamus und Kortex |
| **Thalamus** | - Projektionen zum Kortex<br>  visuell – occipital; auditiv – temporal; taktil – postzentral |
| **Präfrontaler Kortex** | - Gedächtnisfunktionen<br>- Inhibition der Amygdala<br>  Einfluss auf emotionale Ansprechbarkeit<br>- Verminderte Funktion des mPFC bei PTSD |
| **Parietaler Kortex** | - räumliche Wahrnehmung<br>  Lokalisierung von angstauslösenden Objekten<br>- Informationen vom Cingulum |
| **Hippokampus** | - Gedächtnis<br>- Verarbeitung von emotionalen Prozessen |
| **Insula, PAG** | - affektive Regulation |

Tab. 8: Neuronale Strukturen bei der Emotionsregulation

# 2. Neurohormonelle Prozesse

Stress führt zu einer Freisetzung von Glukokortikoiden, Katecholaminen, Serotonin, u.a.. Über das Kortiko-Releasing-Hormon (CRF) aus dem paraventrikulären Kerngebiet des Hypothalamus werden das Adreno-kortikotrope Hormon (ACTH) und aus der Nebennierenrinde Kortisol aktiviert. Eine besondere Bedeutung kommt der HPA-Achse (Hypothalamus, Hypophyse, Nebenniere) bei der Vermittlung von Stress und Angst zu.

# 3. Transmittersysteme

Bei der Entstehung von Angst und Angststörungen sind zahlreiche Transmittersysteme einbezogen. Die dabei wichtigsten Transmitter sind Serotonin, Noradrenalin, Dopamin, GABA, Glutamat, Cannabinoide und die Neuropeptide. Fehlregulationen dieser komplexen Systeme können Angststörungen unterhalten.

## Serotonin (5-HT)

Serotonin hat eine große Bedeutung bei der Regulierung von emotionalen Prozessen und steht im Mittelpunkt aktueller Forschung. Zwar gibt es gemessen an der gesamten Zahl der Hirnzellen nur einen kleinen Anteil von serotonergen Zellen, diese haben aber Verbindung in sämtliche Hirngebiete. Die serotonergen Zellen befinden sich überwiegend in der Raphe des Hirnstamms. Es gibt 14 verschiedene 5-HT-Rezeptoren, von denen die folgenden nachweislich bei der Entstehung von Angst eine Rolle spielen: $5\text{-HT}_{1A}$, $5\text{-HT}_{1B}$, $5\text{-HT}_{2A}$, $5\text{-HT}_{2C}$, $5\text{-HT}_4$ und SERT, der intensiv untersuchte Serotonin-Transporter (Holmes 2008).

Ergebnisse aus Tierversuchen zeigen, dass sich unter Stresszuständen das Serotonin-Angebot im frontalen Kortex vermindert (Petty et al. 1992). Serotoninantagonisten verstärken die Stressreaktionen, während SSRI diese verbessern können.

## Noradrenalin (NA)

NA findet sich besonders im Locus coeruelus und in der Brücke (Pons). Eine Aktivierung dieser Neurone steht im Zusammenhang mit Angstzuständen (Bremner et al. 1996). Durch die noradrenerge Aktivierung kommt es bei Patienten mit posttraumatischer Belastungsstörung (PTSD) zu einem verminderten Stoffwechsel im Hippokampus und auch im mPFC, dem medialen präfrontalen Kortex (Rauch et al. 2006).

## Dopamin

Das dopaminerge System hat bei Angststörungen eine bisher nicht abschließend geklärte Bedeutung. Die Ergebnisse widersprechen sich zum Teil. Bei der Panikstörung gibt es Belege für eine mäßige Beteiligung des Dopamintransporters (DAT) (Hamilton et al. 2000). Bei der Sozialen Phobie blieben die Ergebnisse im Hinblick auf die Bedeutung des dopaminergen Systems widersprüchlich (Kennedy et al. 2001).

# GABA

Die Gamma-aminobuttersäure (GABA) ist ein inhibitorischer Transmitter. GABA kann angstlösende, entspannende Wirkungen entfalten (Abdou et al. 2006). Die Bedeutung von Pregabalin (Lyrica®) als Analogon von GABA wird an anderer Stelle dargestellt.

## Substanz P

Substanz P ist ebenfalls bei der Entstehung von Angst, wohl auch bei der generalisierten Angststörung, mitbeteiligt. Substanz P führt zu einer Freisetzung von Glutamat und verstärkt damit Angst. Studien mit Pregabalin führten zu einer Verminderung von Substanz P über die Bindung an spannungsabhängigen Kalzium-Kanälen (Pande 2003).

## Neuropeptide

Der Vollständigkeit halber werden abschließend die Neuropeptide erwähnt. Cholecystokinin (CKK) ist im gastrointestinalen Trakt und im Hirn zu finden. Im Gehirn ist es im Kortex, Hippokampus, PAG, den Amygdala und Raphe-Kernen nachzuweisen. Eine Beteiligung von CKK bei der Stressantwort wird angenommen.

Weitere Neuropeptide sind Neuropeptid Y, Somatostatin und Thyreotropin, die Stressreaktionen und möglicherweise auch Angstsymptome vermitteln können.

# Therapie von Angststörungen

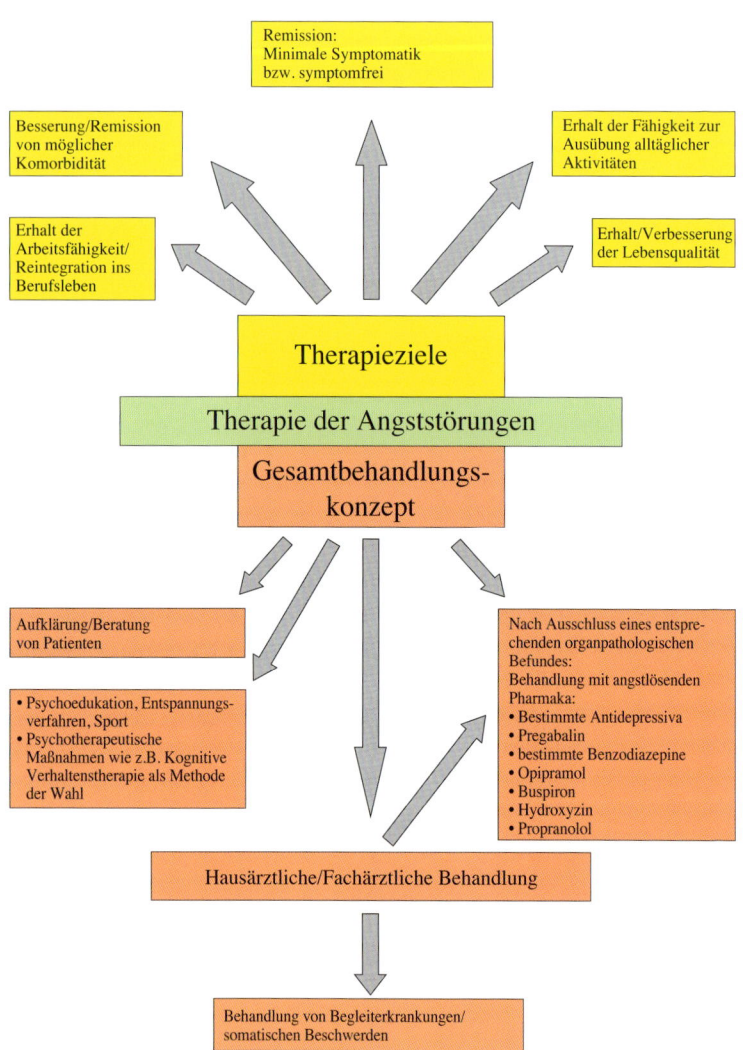

Abb. 3: Ziele und Bestandteile eines interdisziplinären Therapiekonzepts bei Angststörungen

Nach Ausschluss eines möglichen organpathologischen Befundes (diverse körperliche Erkrankungen können Angststörungen bezüglich ihrer Symptomatik ähnlich sein) steht die Aufklärung über das Krankheitsbild im Vordergrund. Bereits vor Beginn einer eventuell erforderlichen spezifischen Behandlung können Patienten mit verhältnismäßig einfachen Maßnahmen wie beispielsweise sportlicher Betätigung, Entspannungsverfahren (Stressabbau) und Verringerung des Verzehrs von Kaffee/Tee (Koffein kann Angst auslösen!) eine deutliche Besserung der Angstsymptome erreichen. In der Regel ist jedoch eine spezifische Behandlung von Angststörungen indiziert. Die individuelle Therapieplanung in Abhängigkeit von Diagnose, Zielsymptomatik, Schweregrad, Vorbehandlungen, Begleiterkrankungen und -medikation, Verfügbarkeit von Therapeuten sowie Vorstellungen des Patienten umschließt dabei psychotherapeutische Maßnahmen, medikamentöse Behandlungen bzw. deren Kombination im Rahmen eines Gesamtbehandlungskonzeptes.

Wichtige Therapieziele, die erreicht werden sollten, sind die Remission (minimale Symptomatik bzw. symptomfrei), Besserung, Remission von möglicher Komorbidität, Erhalt der Arbeitsfähigkeit, Reintegration ins Berufsleben, Erhalt der Fähigkeit zur Ausübung alltäglicher Aktivitäten und Erhalt/Verbesserung der Lebensqualität.

Das Gesamtbehandlungskonzept für Angststörungen umfasst folgende Therapieschritte (Abb. 3):

➤ Aufklärung über das Krankheitsbild und Beratung von Patienten
➤ Psychoedukation, Entspannungsverfahren, Sport
➤ psychotherapeutische Maßnahmen
➤ hausärztliche/fachärztliche Behandlung
  ➔ nach Ausschluss eines entsprechenden organpathologischen Befundes: Behandlung mit angstlösenden Pharmaka
  ➔ u.U. zusätzliche Therapie von möglichen Begleiterkrankungen sowie somatischen Beschwerden

# Pharmakotherapie

Ab einem bestimmten Schweregrad der Erkrankung, bei potentieller Chronifizierung bzw. starker subjektiver Beeinträchtigung stellt die frühzeitige medikamentöse Behandlung von Angststörungen ein unverzichtbares Instrument mit guten Therapieergebnissen dar. Die Empfehlungen zur zielgerichteten Pharmakotherapie sind je nach Angststörung differenziert. Primär empfohlen wird zurzeit der Einsatz moderner Antidepressiva (SSRI, SNRI) und das Antiepileptikum Pregabalin. Auch die kurzfristige Anwendung von bestimmten Benzodiazepinen insbesondere zur Akutbehandlung kann sehr hilfreich sein.

Abbildung 4 gibt einen detaillierten Überblick zum Zulassungsstatus und zu den Anwendungsgebieten diverser angstlösender Pharmaka. Zusätzlich zeigt die Übersicht zur medikamentösen Therapie von Angststörungen die entsprechende Zuordnung der Therapeutika zu den einzelnen Angststörungen (Abb. 5). Dabei sind die bevorzugten, explizit zugelassenen angstlösenden Substanzen farblich gekennzeichnet. Die medikamentöse Behandlung der Panikstörung mit/ohne Agoraphobie bzw. der Agoraphobie mit/ohne Panikstörung ist übrigens identisch. Eine detaillierte Beschreibung zur Pharmakotherapie der verschiedenen Angststörungen wird nachfolgend ausgeführt.

Grundsätzlich kann die Entscheidung für ein bestimmtes Anxiolytikum von verschiedenen Auswahlkriterien abhängig sein (Tab. 9).

➤ Vorherige Response
➤ **Wirksamkeitsprofil/Zulassungsstatus**
➤ **Wirkeintritt**
➤ **Nebenwirkungsprofil/Verträglichkeit**
➤ **Interaktionspotential**
➤ Eignung zur Langzeittherapie
➤ Art möglicher Begleiterkrankungen (Alter!)
➤ Abhängigkeitsgefahr
➤ Intoxikationsrate

Tab. 9: Auswahlkriterien für Anxiolytika

Sicherlich können die Erfahrungen aus dem Einsatz von Substanzen bei Vorbehandlungen hinsichtlich Wirksamkeit und Verträglichkeit sehr wertvoll sein; diese sollten stets genutzt werden. Neben Zulassungsstatus, Wirksamkeit und Verträglichkeit sind auch häufig der **Wirkeintritt** sowie die **Eignung zur Langzeittherapie** von angstlösenden Therapeutika auswahlbestimmend. Bei ausgeprägter Akutsymptomatik ist schnelle Hilfe durch sofort wirksame Substanzen erforderlich, während bei indizierter Langzeittherapie Therapeutika mit Abhängigkeitsgefahr (Benzodiazepine) problematisch sind. Auch die Wahl niedrig dosierter klassischer Neuroleptika zur Behandlung von Angststörungen ist strikt abzulehnen: In den wenigen Studien zeigte sich keine hinreichende Wirksamkeitsevidenz und das Risiko der Entwicklung einer Spätdyskinesie ist insbesondere bei Langzeittherapie zu bedenken. Als negatives Beispiel ist das in den vergangenen Jahren häufig eingesetzte Fluspirilen zur Behandlung von Angststörungen zu werten. Weiterhin kann die hohe Komorbidität bei einer Generalisierten Angststörung (GAD) die Entscheidung für ein bestimmtes Anxiolytikum beeinflussen.

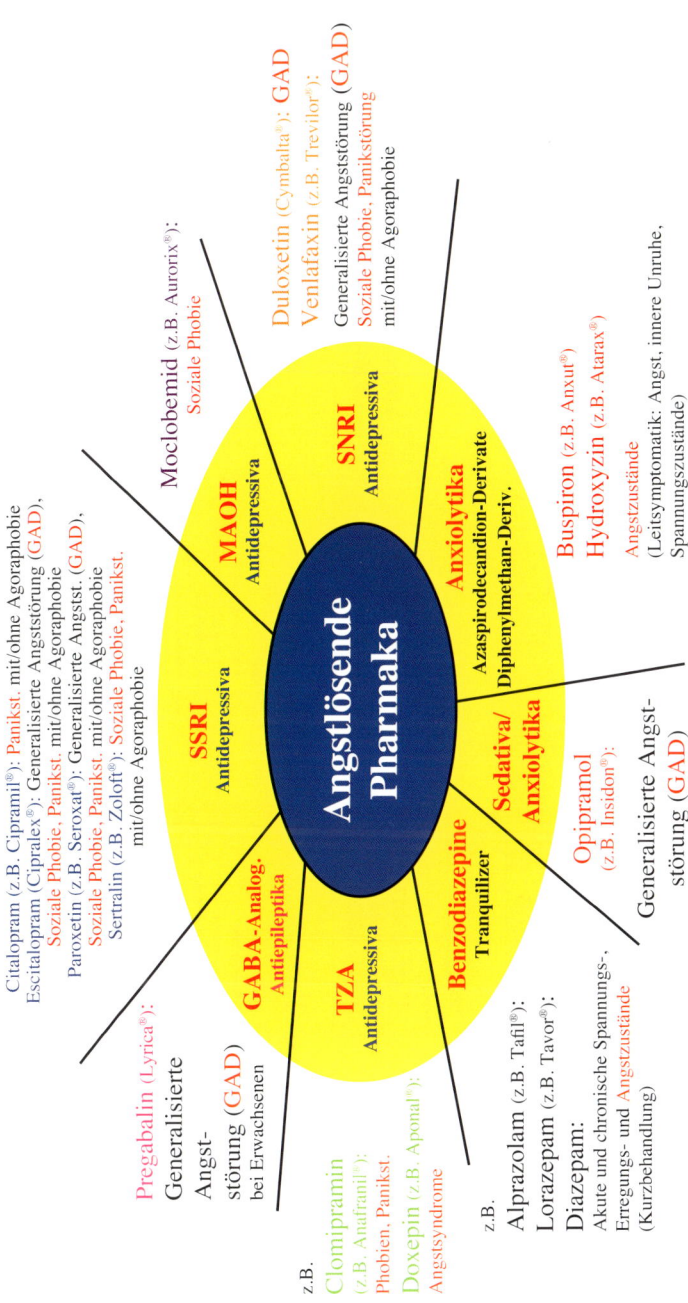

© H. Reinbold 2011

**Angstlösende Pharmaka**

**SSRI** Antidepressiva
Citalopram (z.B. Cipramil®): Panikst. mit/ohne Agoraphobie
Escitalopram (Cipralex®): Generalisierte Angststörung (GAD),
Soziale Phobie, Panikst. mit/ohne Agoraphobie
Paroxetin (z.B. Seroxat®): Generalisierte Angstst. (GAD),
Soziale Phobie, Panikst. mit/ohne Agoraphobie
Sertralin (z.B. Zoloft®): Soziale Phobie, Panikst.
mit/ohne Agoraphobie

**MAOH** Antidepressiva
Moclobemid (z.B. Aurorix®): Soziale Phobie

**SNRI** Antidepressiva
Duloxetin (Cymbalta®): GAD
Venlafaxin (z.B. Trevilor®):
Generalisierte Angststörung (GAD)
Soziale Phobie, Panikstörung
mit/ohne Agoraphobie

**Anxiolytika** Azaspirodecandion-Derivate / Diphenylmethan-Deriv.
Buspiron (z.B. Anxut®)
Hydroxyzin (z.B. Atarax®)
Angstzustände
(Leitsymptomatik: Angst, innere Unruhe,
Spannungszustände)

**Sedativa/ Anxiolytika**
Opipramol (z.B. Insidon®):
Generalisierte Angst-störung (GAD)

**Benzodiazepine** Tranquilizer
z.B.
Alprazolam (z.B. Tafil®):
Lorazepam (z.B. Tavor®):
Diazepam:
Akute und chronische Spannungs-,
Erregungs- und Angstzustände
(Kurzbehandlung)

**TZA** Antidepressiva
z.B.
Clomipramin (z.B. Anafranil®): Phobien, Panikst.
Doxepin (z.B. Aponal®): Angstsyndrone

**GABA-Analog.** Antiepileptika
Pregabalin (Lyrica®): Generalisierte Angst-störung (GAD) bei Erwachsenen

Abb. 4: Angstlösende Pharmaka: Zulassungsstatus/Anwendungsgebiete

Zu beachten: aktuelle Fachinformationen: Zugelassene Anwendungsgebiete der Generica-Präparate der verschiedenen
Hersteller können unterschiedlich sein!

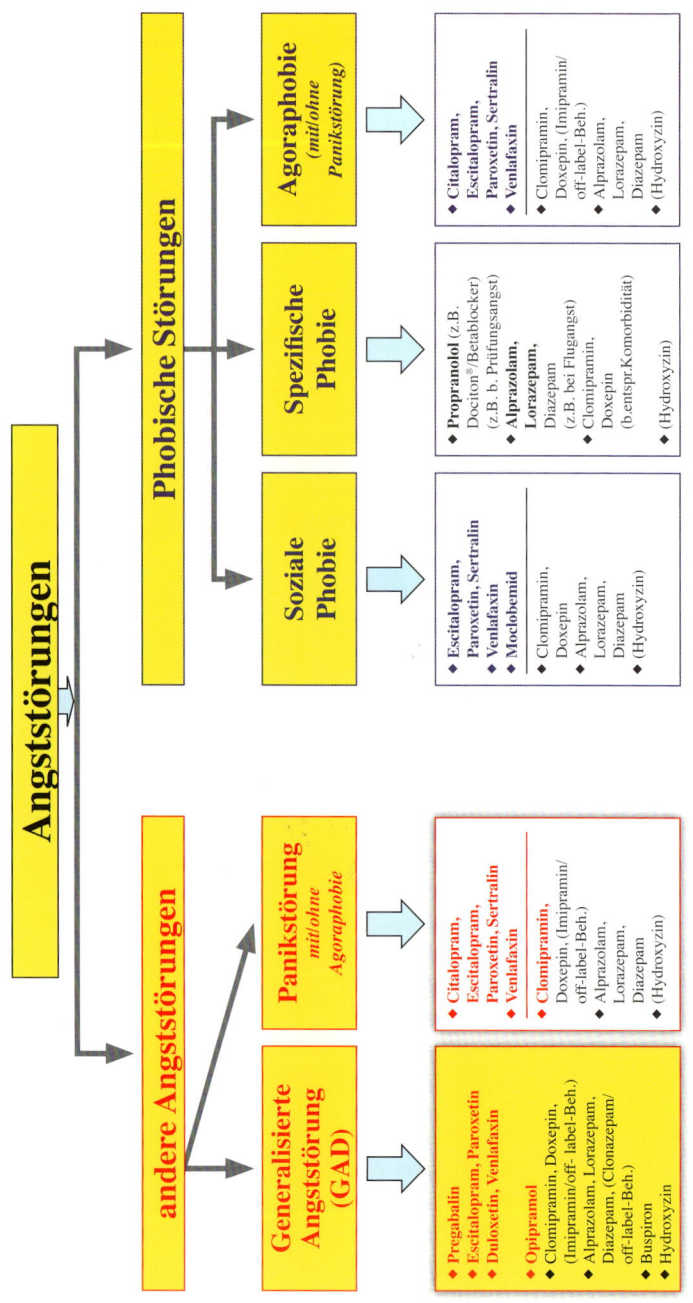

Abb. 5: Übersicht medikamentöse Therapie von Angststörungen

Zu beachten aktuelle Fachinformationen: Zugelassene Anwendungsgebiete der Generica-Präparate der verschiedenen Hersteller können unterschiedlich sein!

# Pharmakotherapie der Generalisierten Angststörung (GAD)

Die **Generalisierte Angststörung (GAD)** als chronische Erkrankung mit hohem Leidensdruck, gekennzeichnet durch übertriebene Angst und Besorgnis über Belange des Alltags und verbunden mit vegetativer Übererregbarkeit sowie motorischer Anspannung erfordert in der Regel eine **langfristige medikamentöse Behandlung**.

Die Pharmakotherapie gliedert sich in drei Phasen: An die **Akuttherapie** schließt sich nach Stabilisierung die **Erhaltungstherapie** an und geht zur Verhinderung eines Rezidivs in die **prophylaktische Therapiephase** über.

Als **Pharmaka** der **ersten Wahl** bei der **GAD** werden **bestimmte** moderne **Antidepressiva (SSRI, SNRI)** sowie **Pregabalin** empfohlen (Abb. 6). Diese sind in Deutschland zugelassen und zeigen ausreichende Wirkevidenz sowie ein positives Nutzen-Risiko-Verhältnis.

**Trizyklische Antidepressiva** (TZA) wie Clomipramin oder Doxepin gelten allein schon wegen der möglichen Nebenwirkungen als **Substanzen** der **zweiten Wahl**. Weitere Anxiolytika wie Opipramol, Buspiron und Hydroxyzin können insbesondere in leichteren Fällen einer GAD hilfreich sein.

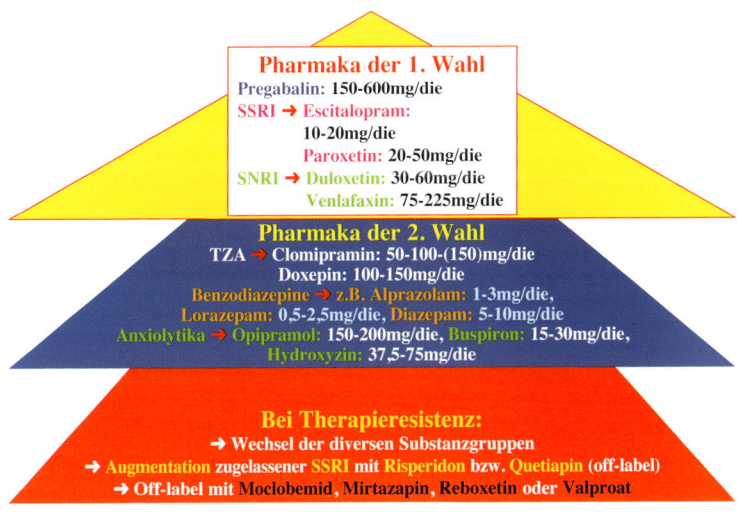

Abb. 6: Behandlungsempfehlungen bei GAD

In akuten Phasen von quälender Angst, vegetativer Übererregbarkeit sowie motorischer Anspannung bei der GAD können Benzodiazepine, allerdings zeitlich begrenzt, sehr nützlich sein.

Bei Nonresponse sowie Therapieresistenz wird primär eine Umstellung auf ein Therapeutikum mit alternativem Wirkmechanismus empfohlen. In besonders hartnäckigen Fällen bei GAD kann auch die Augmentation zugelassener SSRI mit atypischen Antipsychotika wie Risperidon oder Quetiapin (Off-label) versucht werden (Abb. 6).

Hinsichtlich der biochemischen Wirkweise greifen die einzelnen Anxiolytika in unterschiedlicher Weise regulierend in eine gestörte Neurotransmission (Dysbalance von Neurotransmittern) ein und nehmen teilweise korrigierenden Einfluss auf eine überhöhte Rezeptorendichte (Rezeptordownregulation).

Bei Angsterkrankungen können nämlich Störungen (Veränderungen) des serotonergen, adrenergen, GABA-ergen, glutamatergen sowie adenosinergen Systems auftreten.

## Behandlung der GAD mit Antidepressiva

- **SSRI: Paroxetin: 20-50 mg/die, Escitalopram: 10-20 mg/die**
- **SNRI: Venlafaxin: 75-225 mg/die, Duloxetin: 30-60 mg/die**
- **[Trizyklika: z.B. Clomipramin, Doxepin]**
  - ➤ für TZA nur wenige Studien zu GAD
  - ➤ anticholinerge, kardiale NW, Gewichtszunahme, Sedierung
  - ➤ Risiko bei Überdosierung

Tab. 10: Pharmakotherapie der GAD mit Antidepressiva

Zur Therapie der **Generalisierten Angststörung** (GAD) besteht in Deutschland eine **Zulassung** für die selektiven Serotoninwiederaufnahmehemmer (SSRI) **Paroxetin** (z.B. Seroxat®) und **Escitalopram** (Cipralex®) sowie für die Serotonin-Noradrenalin-Wiederaufnahmehemmer (SNRI) **Venlafaxin** (z.B. Trevilor® retard) und **Duloxetin** (Cymbalta®). Diese Antidepressiva zeigten in kontrollierten Studien **Wirksamkeit (Tab. 10).** Für **SSRI** und **SNRI** ergaben sich **Responseraten** von **45 bis 68%** (≥ 50%ige Symptombesserung) sowie **Remissionsraten von 36 bis 73%** (Hamilton-Angstskala ≤ 7 Punkte) [Boerner 2006]. Teilweise zeigte sich für Escitalopram eine bessere Wirksamkeit als für Paroxetin. Die Effekte von SSRI und SNRI auf psychische Angstsymptome (chronische Besorgtheit, motorische Anspannung, Grübelneigung etc.) sind besonders ausgeprägt. Im Vergleich zu Paroxetin, Escitalopram und Venlafaxin zeichnet sich **Duloxetin** zusätzlich durch seine günstige **Wirkung** auf **Schmerzen** aus. Dieser beachtenswerte Vorteil ist bedeutsam, zumal etwa 40% der Patienten mit GAD zusätzliche körperliche schmerzhafte Symptome, häufig mit chronischem Verlauf, beklagen. Der **schmerzhemmende Effekt** von **Duloxetin** wird über eine **Verstärkung** der **absteigenden hemmenden Schmerzbahnen** im zentralen Nervensystem erklärt.

Inzwischen gibt es auch erste Hinweise für eine Wirksamkeit von Agomelatin bei GAD.

Im Gegensatz dazu wurden trizyklische Antidepressiva (TZA) nur in wenigen Studien bei GAD untersucht. Inbesondere am Anfang der Therapie mit TZA können anticholinerge sowie kardiale Nebenwirkungen, Sedierung und bei langfristiger Behandlung Gewichtszunahme auftreten. Insgesamt sind Nebenwirkungen bei den TZA wesentlich häufiger als bei den neueren Antidepressiva wie den SSRI oder SNRI. Daher sollten die TZA wie beispielsweise Clomipramin (z.B. Anafranil®, zugelassen bei Phobien und Panikstörungen) bzw. Doxepin (z.B. Aponal®, zugelassen zur Anwendung bei Angstsyndromen) erst dann zum Einsatz kommen, wenn eine Behandlung der GAD mit den vorhergehenden Substanzen nicht erfolgreich war oder es sich um schwerste bzw. therapieresistente Verläufe handelt. Auf jeden Fall muss dann eine langsame, schrittweise Dosissteigerung in Abhängigkeit von der individuellen Verträglichkeit vorgenommen werden. Die Wirkung tritt in der Regel mit einer Latenz von zwei bis vier Wochen ein.

Als sichere Orientierungshilfe dienen die beiden Tabellen 11 und 12, die einen detaillierten Überblick über alle zugelassenen Indikationen einschließlich Angststörungen wichtiger moderner Antidepressiva geben.

| SSRI | Major Depression | Generalisierte Angststörung | Soziale Phobie | Panikstörung mit oder ohne Agoraphobie | Zwangsstörung | Posttraumatische Belastungsstörung | Essstörung | Rezidivprophylaxe |
|---|---|---|---|---|---|---|---|---|
| Citalopram | X | | | | | | | |
| Escitalopram | X | X | X | X | X | | | |
| Fluvoxamin | X | | | | X | | | |
| Paroxetin | X | X | X | X | X | X | | |
| Sertralin | X | | X | X | X | X | | X |
| Fluoxetin | X | | | | X | | X Bulimie: Ergänz. zur Psychotherapie/ Reduktion v. Essattacken | |

Tab. 11: Antidepressiva (SSRI): Zugelassene Indikationen

Zu beachten: aktuelle Fachinformationen: zugelassene Anwendungsgebiete können bei Generica-Präparaten der verschiedenen Hersteller unterschiedlich sein!

| Antide-pressivum | Major Depression | Genera-lisierte Angst-störung | Soziale Phobie | Panik-störung mit oder ohne Agora-phobie | Schmerz-zustände | Erhaltungs-therapie | Rezidiv-prophy-laxe |
|---|---|---|---|---|---|---|---|
| Bupropion | X | | | | | | |
| Duloxetin | X Behandlung depressiver Erkrankungen (Langzeit) | X | | | Bei diabet. Polyneuropath. b. Erwachs. | | |
| Mirtazapin | X | | | | | | |
| Moclobemid | X | | X | | | | |
| Reboxetin | X | | | | | X | |
| Venlafaxin | X | X | X | X | | X | X |
| Agomelatin | X | | | | | | |

Tab. 12: Neue Antidepressiva: Zulassungsstatus

# Dosierung

Die Behandlung der GAD mit Antidepressiva erfolgt zunächst mit einer entsprechenden Startdosis. Bei Patienten mit unzureichendem Ansprechen auf die empfohlene Anfangsdosis kann dann individuell je nach Wirksamkeit und Verträglichkeit langsam schrittweise eine Dosiserhöhung, u.U. bis zur empfohlenen Maximaldosierung, vorgenommen werden. Die niedrigste wirksame Dosis sollte jedoch stets beibehalten werden. Während einer erforderlichen Langzeitbehandlung sollten der therapeutische Nutzen, die Dosis und die Substanzverträglichkeit in regelmäßigen Abständen überprüft werden. Der angstlösende Effekt tritt mit einer Latenz von zwei bis vier Wochen ein, in manchen Fällen sogar noch später. In der Tabelle 13 sind die Dosierung und Art der Anwendung von Antidepressiva bei GAD beschrieben.

| Antidepressivum | Startdosis | Dosiserhöhung (bei Patienten m. unzureichendem Ansprechen) | Maximaldosis |
|---|---|---|---|
| Escitalopram | 10 mg 1x/Tag unabhängig von Mahlzeiten | je nach individuellem Ansprechen d. Patienten | 20 mg 1x/Tag |
| Paroxetin | 20 mg 1x/Tag mit Frühstück (= auch Erhaltungsdosis) | erst nach einigen Wochen allmähliche Steigerung in 10 mg-Schritten | 50 mg 1x/Tag |
| Duloxetin | 30 mg 1x/Tag unabhängig von Mahlzeiten | je nach individuellem Ansprechen (Wirksamkeit/Verträglichkeit) zunächst: auf 60 mg (=Erhaltungsdosis), 1x/Tag, dann event.: auf 90 mg | 120 mg/Tag (2x 60 mg/Tag) |
| Venlafaxin retardiert | 75 mg 1x/Tag mit oder ohne Nahrung | Dosiserhöhungen (jeweils klinische Beurteilung) in Abständen von 2 Wochen oder länger | 225 mg/Tag |
| Clomipramin retardiert | 37,5-75 mg 1x/Tag, abends vor oder nach Mahlzeiten | innerhalb 1 Woche in schweren Fällen 150 mg/Tag Empfohlene Erhaltungsdosis: 75 mg/Tag | 225 mg/Tag nur unter klinischen Bedingungen |
| Doxepin | 50 mg 1x/Tag, abends vor oder nach Mahlzeiten oder vorzugsweise abends | nach 3-4 Tagen auf 75 mg/Tag nach 7-8 Tagen auf 100-150 mg/Tag | 150 mg/Tag (ambulant) 300 mg/Tag (stationär) mit Vorsicht langsam steigern! |

Tab. 13: Dosierung und Art der Anwendung von Antidepressiva bei GAD

**Zu beachten:** Je nach Schweregrad einer eingeschränkten Leber- bzw. Nierenfunktion Dosisanpassung bzw. keine Anwendung/mögliche Arzneimittelinteraktionen/Angaben in der Fachinformation

# Nebenwirkungen

Im Allgemeinen sind SSRI bzw. SNRI gut verträglich. Am häufigsten treten Nebenwirkungen in der ersten oder zweiten Behandlungswoche auf und nehmen normalerweise bei fortgesetzter Therapie an Intensität und Häufigkeit ab oder verschwinden gänzlich. Eine Zunahme der Angstsymptomatik, die in den ersten Tagen oder Wochen einer SSRI-Behandlung auftreten kann, kann die Compliance erheblich beeinträchtigen. Daher ist eine ausführliche Aufklärung der Patienten im Vorfeld der Behandlung besonders wichtig. Außerdem kann die Wahl einer noch niedrigeren Startdosis (z.B. 5 mg Escitalopram) sehr hilfreich sein. Schließlich kann auch die zusätzliche Gabe von Benzodiazepinen für einen definierten Zeitraum erforderlich werden.

Nachteilig gerade bei längerfristiger Therapie können auch die sexuellen Dysfunktionen sein. Mögliche Absetzphänomene sind zu berücksichtigen. Häufiger auftretende Nebenwirkungen (Auswahl) von SSRI und SNRI sind in der Tabelle 14 dargestellt:

| Nebenwirkungen | |
|---|---|
| **Escitalopram** | **Paroxetin** |
| Ängstlichkeit, Ruhelosigkeit | Schlaflosigkeit, Agitiertheit, Schläfrigkeit |
| Schlaflosigkeit, Schwindel, Tremor | Schwindel, Tremor, Kopfschmerzen |
| Übelkeit, Diarrhö, Erbrechen | verschwommenes Sehen |
| Vermehrtes Schwitzen | Übelkeit, Diarrhö, Erbrechen |
| Sexuelle Dysfunktionen | Schwitzen |
| | Sexuelle Dysfunktionen |
| | Schwächezustände |
| **Duloxetin** | **Venlafaxin** |
| Kopfschmerzen, Schläfrigkeit, Schwindel | Mundtrockenheit, Kopfschmerz |
| Schlaflosigkeit, Agitiertheit, Angst | Übelkeit, Erbrechen |
| Übelkeit, Mundtrockenheit, Diarrhö, Erbrechen | Schwitzen (+ Nachtschweiß) |
| Vermehrtes Schwitzen | Blutdruckanstieg |
| Tinnitus | Sehstörungen |
| Sexuelle Dysfunktionen | Gewichtsabnahme |
| Gewichtsabnahme | Sexuelle Dysfunktionen |
| | Menstruationsstörungen |
| | Schlaflosigkeit, Unruhe, Schwindel |

Tab. 14: Häufiger auftretende Nebenwirkungen von SSRI und SNRI

Weitere Nebenwirkungen dieser Substanzen und die Angaben zu Kontraindikationen und Vorsichtsmaßnahmen für die Anwendung sowie die besonderen Warnhinweise sind den jeweiligen aktuellen Fachinformationen
zu entnehmen.

Bei den trizyklischen Antidepressiva (TZA) (z.B. Clomipramin, Doxepin)
sind insbesondere in höherer Dosierung insgesamt die Nebenwirkungen
häufiger und ausgeprägter als bei den neueren Antidepressiva wie SSRI
und SNRI.
Häufige Nebenwirkungen von TZA enhält die Tabelle 15:

## Zentrale anticholinerge Nebenwirkungen
kognitive Störungen, Delir

## Periphere anticholinerge Nebenwirkungen
Blasenentleerungsstörungen, Mundtrockenheit, Obstipation

## Kardiovaskuläre Nebenwirkungen
orthostatische Hypotension (in höherem Lebensalter Sturzgefahr:
Schenkelhalsfraktur), Bradyarrhythmien

## Antihistaminerge Nebenwirkungen
Gewichtszunahme
ggf. Sedierung

Tab. 15: Häufige Nebenwirkungen von TZA

# Arzneimittelwechselwirkungen

Mindestens 60% aller Patienten mit primär bestehender GAD weisen Komorbidität auf, so dass häufig die Begleiterkrankungen zusätzlich medikamentös behandelt werden müssen. Der Beachtung von möglichen Arzneimittelwechselwirkungen kommt daher eine besondere Bedeutsamkeit zu.

Bezüglich der Wechselwirkungspharmakologie werden zwei prinzipielle Mechanismen unterschieden: die pharmakodynamische bzw. pharmakokinetische Interaktion. Bei der pharmakodynamischen Interaktion ergeben sich synergistisch-additive Effekte, die durch die Wirkung von zwei oder mehreren Substanzen an gleichen Rezeptoren oder Regelkreisen entstehen, ohne dass hier die Konzentration der Komedikation im Organismus verändert wird (z.B. überhöhte anticholinerge Wirkungen können ein Delir bzw. einen Harnverhalt auslösen).

Pharmakokinetische Interaktionen hingegen führen zu klinisch bedeutsamen Schwankungen der Wirkstoffplasmakonzentrationen, wobei Arzneimittel-Induktoren die Gefahr für Wirkungsverluste und Inhibitoren das Risiko für Nebenwirkungen erhöhen.

Im Gegensatz zu Paroxetin ist das Potential klinisch relevanter pharmakokinetischer Wechselwirkungen von Escitalopram relativ gering.

Detaillierte Angaben zu klinisch relevanten Wechselwirkungen von SSRI als Gruppe, Paroxetin, Duloxetin und Venlafaxin mit anderen Medikamenten sind den Tabellen 16, 17, 18 und 19 zu entnehmen.

| SSRI: GRUPPE | ! | Klinisch relevante Folgen | Empfehlung |
|---|---|---|---|
| • Antirheumatika, nichtsteroidale (NSAR) und ASS | | Blutungsrisiko im oberen Gastrointestinaltrakt ↑ | Substanzen aus anderen Antidepressivagruppen einsetzen. Notwendigkeit der NSAR-Gabe überprüfen. |
| • Clomipramin | ! | Potenzierung serotoninerger Effekte. Cave: Zentrales Serotonin-Syndrom | Kontraindikation |
| • Duloxetin | | Serotonin-Syndrom möglich | Vorsicht ist geboten |
| • Grapefruitsaft | | Psychopharmakawirkung (↑) | Gleichzeitige Einnahme vermeiden oder zeitversetzt, ca. 1,5 Stunden |
| • Johanniskraut | | SSRI-Wirkung ↑ | Kombination vermeiden |
| • Lithium | | Lithiumspiegel ↑, Lithium-NW ↑ bis hin zur Neurotoxizität (Krampfanfälle) | Besondere Vorsicht ist geboten |
| • MAO-Hemmer | ! | Potenzierung serotoninerger Effekte. Cave: Zentrales Serotonin-Syndrom | Kontraindikation |
| • Migränemittel vom Triptantyp | ! | Potenzierung serotoninerger Effekte | Kontraindikation |
| • Rauchen | | Psychopharmakawirkung (↓) | Rauchen unterlassen |
| • Serotonerge Substanzen (z.B. Tryptophan, Oxitryptan, Sibutramin) | ! | Potenzierung serotoninerger Effekte | Kontraindikation |

↑ = Effekt wird ausgelöst, verstärkt oder erhöht
(↑) oder (↓) = „kann"-Effekte
↓ = Effekt wird unterdrückt, vermindert oder gesenkt

Tab. 16: Klinisch relevante Wechselwirkungen von SSRI mit anderen Medikamenten **(Gruppeneffekte)**

| PAROXETIN (z.B. Seroxat®) s. auch Gruppeneffekte SSRI | ! | Klinisch relevante Folgen | Empfehlung |
|---|---|---|---|
| • Antidepressiva, trizyklische (TZA) | | TZA-Spiegel ↑, TZA-NW ↑ | Paroxetin ersetzen durch Escitalopram oder Sertralin, ggf. Dosisanpassung |
| • Antidiabetika, orale | | Blutzuckerspiegel (↓) | Blutzucker engmaschig überwachen |
| • Antikoagulantien | | Antikoagulantienspiegel ↑, Blutungsgefahr | Citalopram scheint in der Kombination mit Antikoagulantien sicherer zu sein |
| • Beta-Blocker | | Beta-Blocker-Wirkung ↑, Beta-Blockerspiegel ↑ | Dosis anpassen |
| • Fenfluramin | :-| | Potenzierung serotoninerger Effekte | Kontraindikation |
| • Neuroleptika | | Neuroleptikaspiegel ↑, Neuroleptika-NW ↑ | Alternativ Escitalopram oder Sertralin einsetzen |

↑ = Effekt wird ausgelöst, verstärkt oder erhöht
(↑) oder (↓) = „kann"-Effekte
↓ = Effekt wird unterdrückt, vermindert oder gesenkt

Tab. 17: Klinisch relevante Wechselwirkungen von Paroxetin mit anderen Medikamenten

| DULOXETIN (Cymbalta®) | ! | Klinisch relevante Folgen | Empfehlung |
|---|---|---|---|
| • Antidepressiva, trizyklische | ! | Wirkstoffspiegel der trizyklischen Antidepressiva ↑ | Vorsicht ist geboten |
| • Antikoagulantien, Thrombozyten-aggregationshemmer | | erhöhte Blutungsgefahr | Vorsicht ist geboten |
| • Ciprofloxacin, Enoxacin | ! | Duloxetinspiegel ↑↑ | Kontraindikation |
| • CYP 2D6-Substrate mit geringer therapeutischer Breite (u.a. Metoprolol) | | CYP 2D6-Substratespiegel (↑) | Vorsicht ist geboten |
| • Fluvoxamin | ! | Duloxetinspiegel ↑↑ | Kontraindikation |
| • MAO-Hemmer (insbesondere nichtselektive, irreversible) | ! | Serotonin-Syndrom (Hyperthermie, Verwirrtheit, Hyperreflexie, Myoklonus u. a.) | Kontraindikation |
| • Rauchen | | Duloxetinspiegel ↓ (um nahezu 50%) | Rauchen möglichst unterlassen |
| • Risperidon | | Risperidonspiegel ↑ | Dosis anpassen |
| • Serotonerge Antidepressiva (SSRI, Clomipramin, Amitriptylin, Johanniskraut, Venlafaxin), Triptane, Tramadol, Pethidin, Tryptophan | | Serotonin-Syndrom möglich | Vorsicht ist geboten |

↑ = Effekt wird ausgelöst, verstärkt oder erhöht
(↑) oder (↓) = „kann"-Effekte
↓ = Effekt wird unterdrückt, vermindert oder gesenkt

Tab. 18: Klinisch relevante Wechselwirkungen von Duloxetin mit anderen Medikamenten

| VENLAFAXIN (z.B. Trevilor® ret.) | ! | Klinisch relevante Folgen | Empfehlung |
|---|---|---|---|
| • Bei Venlafaxin muss wegen des ähnlichen neurobiochemischen Wirkprofils potentiell mit Interaktionen gerechnet werden, die denen der SSRI vergleichbar sind. Siehe auch SSRI Gruppeneffekt. | | | |
| • Duloxetin | | Serotonin-Syndrom möglich | Vorsicht ist geboten |
| • MAO-Hemmer | ! | Serotonin-Syndrom (Hyperthermie, Verwirrtheit, Hyperreflexie, Myoklonus u.a.) | Absolute Kontraindikation |
| • Risperidon | | Risperidonspiegel ↑ | Risperidon-Dosis reduzieren |

↑ = Effekt wird ausgelöst, verstärkt oder erhöht

Tab. 19: Klinisch relevante Wechselwirkungen von Venlafaxin mit anderen Medikamenten

# Dauer der Behandlung

Da es sich bei der Generalisierten Angststörung um eine schwerwiegende und chronisch verlaufende Erkrankung handelt, ist eine **Langzeittherapie** meist unumgänglich. Viele Patienten leiden noch viele Jahre lang nach Diagnosestellung unter der Symptomatik.

Die anxiolytische Wirkung der Antidepressiva tritt in der Regel mit einer Latenz von zwei bis vier Wochen ein, kann aber auch länger dauern. Daher ist für eine erforderliche Therapietreue entscheidend, dass die Patienten eine vorhergehende Aufklärung über die eventuelle Wirkungslatenz dieser Therapeutika erhalten. Aber auch mögliche Nebenwirkungen, die gerade in den ersten zwei Wochen der Behandlung auftreten können, sind erklärungsbedürftig.

Bereits nach einer **dreimonatigen Therapie mit** den zugelassenen **Antidepressiva** kann eine **wesentliche Verringerung** der **Symptomatik** oder sogar ein **symptomfreier Zustand (Remission)** erreicht werden.

Dennoch wird dringend empfohlen, die **Behandlung ungefähr 6 bis 12 Monate,** in manchen Fällen **sogar bis zu 21 Monate, fortzuführen,** um Rezidive zu verhindern. Dabei sollten der therapeutische Nutzen, die Verträglichkeit und die Dosis in regelmäßigen Abständen (mindestens alle 3 Monate) erneut überprüft werden.

In Experten-Konsensuskonferenzen wurde empfohlen, das **Therapeutikum frühestens nach einem Jahr Symptomfreiheit abzusetzen,** also nach kompletter Stabilisierung und Fehlen von Komorbiditätssymptomen. Das Absetzen der Medikation sollte grundsätzlich langsam (über mehrere Wochen) schrittweise (nur kleine Dosisreduktionen) und unter ärztlich-psychotherapeutischer Begleitung erfolgen.

## Vorgehen bei unzureichendem therapeutischen Effekt

Vor der Bewertung einer Medikation als gering oder nicht effizient sollten zunächst die Sicherheit der Diagnose, die Compliance, Dosierung, Behandlungsdauer und eine mögliche Interaktionsproblematik überprüft werden.

Gängige Praxis ist, das angstlösende Pharmakon bei Nonresponse nach 4 bis 6 Wochen zu wechseln. Allerdings wird der Erfolg zu respondieren immer geringer, wenn bereits nach 2 Wochen Therapie kein Ansprechen gegeben war (nur mehr Responserate von 38% unter SSRI bis zur 8. Behandlungswoche).

Bei schwer zu behandelnder oder zunächst therapieresistenter GAD sollte eine andere Antidepressivaklasse oder ein anderer pharmakologischer Wirkungsansatz versucht werden (beispielsweise Wechsel von SSRI zu SNRI oder umgekehrt bzw. Wechsel zu einem TZA. Auch ein Wechsel zum Calciumkanalmodulator Pregabalin könnte therapeutisch besonders sinnvoll sein. Dann sollten vor allem Präparate der 2. Wahl in Betracht gezogen werden. Auch Präparate, die bei anderen Angststörungen Wirksamkeit zeigten, oder andere Antidepressiva könnten bei zunächst therapieresistenter GAD in Erwägung gezogen werden (Off-label-Behandlung).

Schließlich könnte noch die Augmentation von einem zugelassenen SSRI mit Risperidon oder Quetiapin überlegt werden (siehe auch Abb. 6). Zusätzlich zur Phamakotherapie sollte auf jeden Fall eine kognitive Verhaltenstherapie erwogen werden.

# Wirkmechanismen

Fehlregulationen diverser Neurotransmittersysteme betreffend insbesondere die Neurotransmitter Serotonin, Noradrenalin, Dopamin, Adenosin, GABA, Glutamat, Cannabinoide und Neuropeptide können Angststörungen unterhalten.

Ergebnisse aus Tierversuchen zeigen, dass sich unter Stresszuständen das Serotoninangebot im frontalen Kortex vermindert.

SSRI wie Escitalopram und Paroxetin hemmen hingegen die aktive Serotonin-Wiederaufnahme, so dass sich die Serotonin-Moleküle in erhöhter Konzentration im synaptischen Spalt befinden; diese stimulieren vermehrt die postsynaptischen Serotonin-Rezeptoren, insbesondere die 5-HT$_{1A}$-Rezeptoren und die 5-HT$_2$-Rezeptoren. Allerdings können vor allem in den ersten 1-2 Wochen der GAD-Behandlung aufgrund des vermehrten Serotonin-Angebots die Angstsymptome vorübergehend verstärkt auftreten. Dieser primäre Wirkeffekt der SSRI löst im Verlauf der Behandlung eine zweite Wirkqualität aus, indem eine überhöhte postsynaptische Rezeptorendichte auf das physiologische Niveau abgesenkt wird (Rezeptoren-downregulation). Insgesamt wird schließlich eine Verbesserung in der neuronalen serotonergen Übertragung im Sinne einer physiologischen Regulierung erreicht, wobei gleichzeitig auch andere Transmittersysteme günstig beeinflusst werden.

Diese bei den SSRI beschriebenen Wirkmechanismen lassen sich in analoger Weise bezüglich der Serotonin-Noradrenalin-Neurotransmission auf die beiden kombinierten Serotonin (5-HT)- und Noradrenalin (NA)-Wiederaufnahmehemmer (SNRI) Duloxetin und Venlafaxin übertragen.

Zusätzlich nimmt speziell **Duloxetin** einen günstigen **Einfluss auf komorbide Schmerzen,** die zahlreiche Patienten mit GAD erheblich belasten. Der **schmerzhemmende Effekt** von **Duloxetin** wird über eine **Verstärkung** der **absteigenden hemmenden Schmerzbahnen** im ZNS erklärt.

# Vor- und Nachteile einer Therapie mit Antidepressiva

Eine Behandlung der Generalisierten Angststörung (GAD) mit modernen Antidepressiva (SSRI, SNRI) garantiert häufig einen positiven Behandlungserfolg bei insgesamt guter Verträglichkeit. Neben Pregabalin sind sie Therapeutika der 1. Wahl bei GAD.

In einigen Skalen zeigte sich für Escitalopram eine etwas bessere Wirksamkeit als für Paroxetin. Duloxetin, das eine mit Venlafaxin vergleichbare Wirksamkeit hinsichtlich der Verbesserung des HAM-A-Gesamtwertes besitzt, entfaltet zusätzlich einen schmerzhemmenden Effekt. SSRI/SNRI wirken besonders ausgeprägt auf psychische Angstsymptome. Vorteilhaft ist auch, dass die kognitive Leistungsfähigkeit erhalten bleibt. Die Wirkung tritt in der Regel mit einer Latenz von 2 bis 4 Wochen ein. Diese Antidepressiva eignen sich auch zur Langzeittherapie, ein Abhängigkeitspotential ist nicht gegeben.

Arzneimittelinteraktionen sind insbesondere bei Therapie mit Paroxetin zu beachten. Sexuelle Nebenwirkungen können allerdings bei längerfristiger Behandlung problematisch sein.

Tabelle 20 gibt wichtige Vor- und Nachteile einer Behandlung mit Antidepressiva wieder.

| | |
|---|---|
| Wirkung auf somatische Angstsymptome | mäßig |
| **Wirkung auf psychische Angstsymptome** | **ausgeprägt** |
| Schnelligkeit des Wirkeintritts | **Wirkungslatenz 2-4-6 Wochen** |
| **Eignung zur Langzeittherapie** | **Ja** |
| Positive Wirkung auf Schlafstörungen | nicht gegeben |
| **Sexuelle Nebenwirkungen** | **ausgeprägt** |
| Kognitive Störungen | **nicht** gegeben **(mit Ausnahme TZA)** |
| Abhängigkeitspotential | nicht gegeben |
| **Interaktionen** | **substanzabhängig,** bei **Citalopram, Escitalopram, Venlafaxin gering** |
| 1x täglich | meistens möglich |

Tab. 20: Vor- und Nachteile der Pharmakotherapie mit Antidepressiva

# Behandlung der GAD mit Pregabalin

**Pregabalin: 150-600 mg/die**
(Lyrica®)

Tab. 21: Pharmakotherapie der GAD mit Antiepileptika

**Pregabalin (Lyrica®)** aus der pharmakotherapeutischen Gruppe der Antiepileptika ist in **Deutschland** neben anderen Anwendungsgebieten zur **Behandlung von generalisierten Angststörungen** (GAD) bei Erwachsenen **zugelassen**. Von der **World Federation of Societies of Biological Psychiatry** (WFSBP) **2008** wird **Pregabalin** als **First-Line-Therapie** empfohlen. Neben einer guten Wirkevidenz besitzt Pregabalin ein positives Nutzen-Risiko-Verhältnis. Pregabalin wurde bezüglich GAD in 6 kontrollierten Studien über 4-6 Wochen, in einer 8-wöchigen Untersuchung mit älteren Patienten sowie in einer Langzeitstudie zur Rückfallprävention (doppelblind) mit einer Rückfallpräventionsphase von 6 Monaten untersucht.

Eine **Besserung der Symptomatik** von GAD wurde unter Anwendung der Hamilton-Anxiety-Rating-Scale (HAM-A) bereits **innerhalb der ersten Woche** beobachtet. Außerdem zeigten in plazebokontrollierten klinischen Studien 52% der mit Pregabalin therapierten Patienten eine im Vergleich zu den Ausgangswerten mindestens 50 %ige Verbesserung des HAM-A-Gesamt-Scores.

In einer Studie war Pregabalin allerdings nur bei einer Dosis von 300 mg/Tag einer Behandlung mit 1,5 mg/Tag Alprazolam überlegen.

Zusätzlich zur ausgeprägten Wirkung auf somatische sowie psychische Angstsymptome bei GAD sind markante Vorteile von Pregabalin die überzeugende Wirkung auf Schlafstörungen und die Wirksamkeit auf begleitende somatische (auch schmerzbedingte) sowie psychische Beschwerden.

## Dosierung

Die **Dosis** bei **GAD** liegt zwischen **150 und 600 mg pro Tag** und wird in **zwei** oder **drei Einzeldosen** verabreicht. Der therapeutische Nutzen und die Dosierung sollten in regelmäßigen Abständen überprüft werden.

Die Therapie mit Pregabalin kann mit einer Dosis von 150 mg pro Tag begonnen werden. Tritt allerdings zu Beginn der Behandlung stärkere Schläfrigkeit auf, sollte eine niedrigere Startdosis gewählt werden.

Je nach Response und individueller Verträglichkeit kann die Dosis nach einer Woche auf 300 mg/Tag erhöht werden. In weiteren wöchentlichen Abständen kann bei Bedarf eine Dosissteigerung um jeweils 150 mg/Tag (also zunächst 450 mg/Tag) bis zu einer Höchstdosis von 600 mg täglich erfolgen (Tab. 22). Bei eingeschränkter Nierenfunktion ist eine Dosisanpassung erforderlich.

Bei Beendigung der Behandlung mit Pregabalin wird empfohlen, die Dosis schrittweise ausschleichend über einen Zeitraum von mindestens einer Woche zu verringern.

| Startdosis | Dosiserhöhung bei Bedarf (je nach Response/Verträglichkeit) | | | | Maximal-dosis |
|---|---|---|---|---|---|
| 150 mg/Tag* 2x/Tag = 2x75 mg/Tag 3x/Tag = 3x50 mg/Tag Einnahme während oder zwischen den Mahlzeiten | 1. Woche 150 mg/Tag | 2. Woche 300 mg/Tag | 3. Woche 450 mg/Tag | 4. Woche 600 mg/Tag | 600 mg/Tag 2x300 mg/Tag oder 3x200 mg/Tag |
| | 2x75 mg/Tag oder 3x50 mg/Tag | 2x150 mg/Tag oder 3x100 mg/ Tag | 2x225 mg/Tag oder 3x150 mg/ Tag | 2x300 mg/Tag oder 3x200 mg/ Tag | |
| * u.U. Wahl einer niedrige- ren Startdosis | Bei eingeschränkter Nierenfunktion Dosisanpassung erforderlich! | | | | |

Tab. 22: Dosierung und Art der Anwendung von Pregabalin bei GAD

**Zu beachten:** Angaben in der Fachinformation

## Nebenwirkungen

Pregabalin besitzt insgesamt ein gutes Verträglichkeitsprofil. Benommen-heit und Schläfrigkeit sind sehr häufig auftretende Nebenwirkungen unter Pregabalin. Hier hat sich eine niedrigere Startdosis und eine behutsame Do-sistitration bewährt. Der Schweregrad der Nebenwirkungen ist in der Regel leicht bis mäßig. In GAD-Studien konnte gezeigt werden, dass die UAW Benommenheit meist nach 5-15 Tagen und Schläfrigkeit nach 10-24 Tagen nicht mehr auftraten. Häufiger auftretende Nebenwirkungen (Auswahl) von Pregabalin sind der Tabelle 23 zu entnehmen:

| Nebenwirkungen |
|---|
| Pregabalin |
| Benommenheit, Schläfrigkeit |
| Schwindel, Gangstörungen |
| verschwommenes Sehen |
| Obstipation, Erbrechen |
| Gewichtszunahme |
| Ödeme |

Tab. 23: Häufiger auftretende Nebenwirkungen von Pregabalin

Weitere Nebenwirkungen von Pregabalin und die Angaben zu Kontraindikationen und Vorsichtsmaßnahmen für die Anwendung sowie die besonderen Warnhinweise sind der aktuellen Fachinformation zu entnehmen.

## Arzneimittelwechselwirkungen

**Pregabalin** wird hauptsächlich unverändert über die Nieren ausgeschieden und kaum metabolisiert. Pregabalin behindert in vitro nicht den Metabolismus von anderen Arzneimitteln. Daher gibt es **keine Angaben** zu **klinisch relevanten pharmakokinetischen Wechselwirkungen.**
Pregabalin kann allerdings die Wirkung von Ethanol und Lorazepam verstärken. Vorsicht ist geboten, wenn Pregabalin mit anderen ZNS-dämpfenden Arzneimitteln eingenommen wird.
Insgesamt ist das Interaktionspotential von Pregabalin besonders günstig zu bewerten.

## Dauer der Behandlung

Mit Pregabalin kann bereits ab dem 4. Tag der Behandlung eine effektive Besserung von psychischen und somatischen Symptomen bei GAD erreicht werden. Im Gegensatz zu Benzodiazepinen ist die Substanz auch zur Langzeittherapie geeignet.
Zur Verhinderung von Rezidiven bei GAD sollte die Behandlung mit Pregabalin nach Remission mindestens 6 bis 12 Monate weitergeführt werden. Ein Absetzen des Therapeutikums ist frühestens nach einem Jahr Symptomfreiheit zu empfehlen. Das Absetzen soll langsam schrittweise erfolgen.
Während der Langzeittherapie sind der therapeutische Nutzen, die Verträglichkeit und die Dosierung in regelmäßigen Abständen zu überprüfen.

## Wirkmechanismus

Pregabalin weist im Vergleich zu anderen Anxiolytika einen einzigartigen Wirkmechanismus auf: Der Wirkstoff Pregabalin ist strukturell ein Gamma-Aminobuttersäure(GABA)-Analogon ohne aktive Wirkung am GABA-Rezeptor. Diese Substanz reduziert über die Modulation neuronaler Kalziumkanäle die Ausschüttung erregender Neurotransmitter wie Glutamat, Noradrenalin, Substanz P u.a., aber nur dann, wenn diese unphysiologisch exzessiv freigesetzt werden. Im neuronalen Angstnetzwerk (Amygdala, Hippocampus, Locus coeruleus und weitere Hirnregionen) liegen nämlich bei pathologischer Angst gestörte Neurotransmitter-Systeme (Imbalancen verschiedener Neurotransmitter, überhöhte Rezeptordichten) vor.

Pregabalin als präsynaptischer Modulator bindet selektiv an eine auxiliare Untereinheit ($\alpha_2$-$\delta$-Protein) von spannungsabhängigen Kalziumkanälen im ZNS, wodurch rasch der $Ca^{2+}$-Einstrom verringert und damit die Freisetzung erregender Neurotransmitter erheblich vermindert werden (Abb. 7). Die Ausschüttung von Neurotransmittern erfolgt übrigens durch einen $Ca^{2+}$-abhängigen Exozytoseprozess.

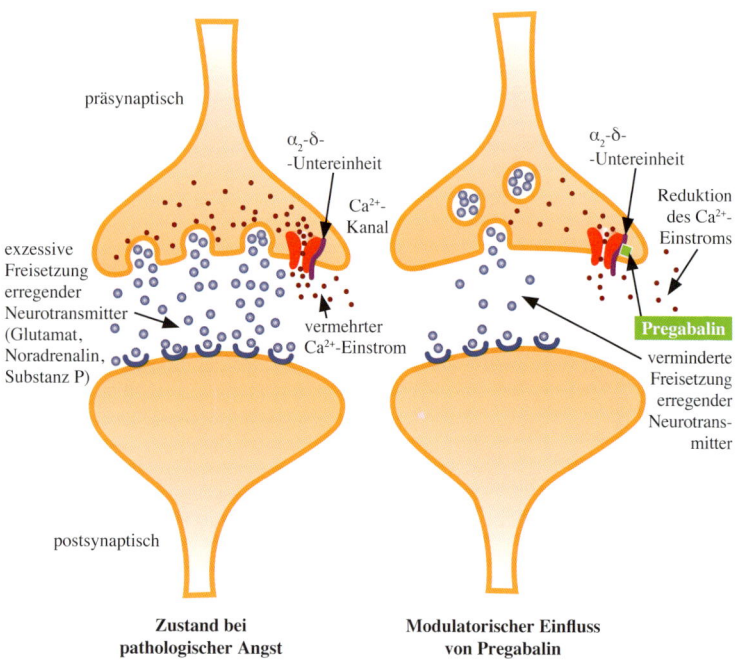

präsynaptisch

$\alpha_2$-$\delta$-
-Untereinheit

$Ca^{2+}$-
Kanal

exzessive
Freisetzung
erregender
Neurotransmitter
(Glutamat,
Noradrenalin,
Substanz P)

vermehrter
$Ca^{2+}$-Einstrom

$\alpha_2$-$\delta$-
-Untereinheit

Reduktion
des $Ca^{2+}$-
Einstroms

Pregabalin

verminderte
Freisetzung
erregender
Neurotrans-
mitter

postsynaptisch

**Zustand bei
pathologischer Angst**

**Modulatorischer Einfluss
von Pregabalin**

Abb. 7: Wirkprinzip von Pregabalin: Modulation übererregter Neurone
(mod. nach Bandelow B (Hg.): Taschenatlas GAD 2006)

# Vorgehen bei unzureichendem therapeutischen Effekt

Pregabalin zeichnet sich in der Regel durch schnelle und hohe Wirksamkeit bei guter Verträglichkeit in der Behandlung von generalisierten Angststörungen aus.

Sollte jedoch Pregabalin nach Gabe von 4-6 Wochen nur teilweise ansprechen, ist empfehlenswert, die Behandlung weitere 4-6 Wochen fortzusetzen (Dosisüberprüfung!). Wird abermals keine volle Response erreicht, so sollte wie bei Nonresponse (nach 4-6 Wochen) auf Pregabalin eventuell eine (weitere) Dosisänderung (Dosiserhöhung) vorgenommen werden oder eine Umstellung auf ein First-Line-Therapeutikum mit alternativem Wirkmechanismus (SSRI bzw. SNRI) erfolgen. Unterstützend können auch bei Bedarf zusätzlich Benzodiazepine, allerdings zeitlich begrenzt, gegeben werden (meist zur Überbrückung der Wirklatenz der Antidepressiva).

Bei weiterbestehender Nonresponse können dann Pharmaka der 2. Wahl wie z.B. geeignete TZA, Opipramol, Buspiron oder Hydroxyzin versucht werden.

Abbildung 8 zeigt das stufenweise Vorgehen bei der medikamentösen Behandlung der GAD.

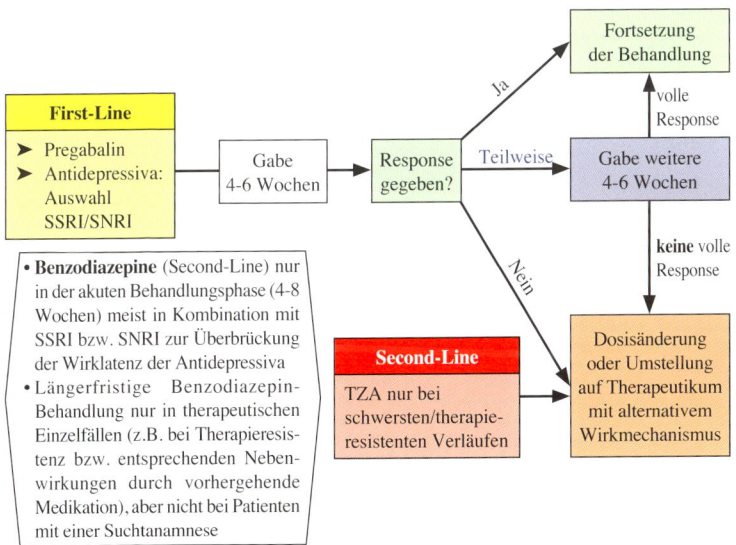

Abb. 8: Stufenschema in der medikamentösen Behandlung der GAD

(modifiziert nach WFSBP 2008 GAD Treatment Guidelines, Bandelow B et al. The World Journal of Biological Psychiatry 2008; 9 (4): 248-312)

# Fazit der Behandlung mit Pregabalin

Pregabalin zeichnet sich als First-Line-Therapieoption bei GAD durch schnelle und hohe Wirksamkeit aus, wobei eine effektive Besserung von psychischen und somatischen Angstsymptomen bei GAD bereits ab dem 4. Tag erreicht werden kann. Begleitende Schlafstörungen und häufig auftretende Komorbiditäten werden ebenfalls nachhaltig gebessert. Aufgrund der insgesamt guten Verträglichkeit ist Pregabalin zur Langzeittherapie geeignet. Das geringe Interaktionspotential dieser Substanz ist ein weiterer Vorteil, vor allem bei multimorbiden GAD-Patienten mit umfangreicher Begleitmedikation (Tab. 24).

| | |
|---|---|
| **Wirkung auf somatische Angstsymptome** | **ausgeprägt** |
| **Wirkung auf psychische Angstsymptome** | **ausgeprägt** |
| **Schnelligkeit des Wirkeintritts** | **rasch, bereits in der 1. Woche** |
| **Positive Wirkung auf Schlafstörungen (auch schmerzbedingt)** | **ausgeprägt** |
| **Wirksamkeit auf begleitende somatische und psychische Beschwerden** | **ausgeprägt** |
| Sexuelle Nebenwirkungen | insgesamt leicht vorhanden |
| Kognitive Störungen | insgesamt gering vorhanden |
| Abhängigkeitspotential | gering |
| **Interaktionen** | **keine pharmakokinetischen (praktisch keine hepatische Metabolisierung)** |
| **Langzeittherapie** | **sehr geeignet** |

Von der **World Federation of Societies of Biological Psychiatry** (WFSBP) als **First-Line-Therapie** empfohlen!
**Eine kontrollierte GAD-Studie wurde explizit mit älteren Patienten (> 65 Jahre) durchgeführt!**

Tab. 24: Charakteristika der Pharmakotherapie mit Pregabalin

# Behandlung der GAD mit Opipramol

**Opipramol: 50-200 mg/die**

**(z.B. Insidon®)**

Tab. 25: Pharmakotherapie der GAD mit Opipramol

**Opipramol (z.B. Insidon®)** ist eine trizyklische Substanz aus der pharmakotherapeutischen Gruppe der Sedativa/Anxiolytika. **Opipramol** ist **zugelassen** zur Behandlung von Patienten mit **Generalisierter Angststörung** sowie **somatoformen Störungen.**

Es existieren nur wenige Studien zum Wirksamkeitsnachweis, Langzeitstudien fehlen. Opipramol war in einer Studie signifikant besser wirksam als Plazebo sowie genauso effektiv wie Alprazolam.

Insgesamt liegt für Opipramol eine ungenügende Evidenz vor, sodass der Einsatz dieser Substanz in der Regel als Mittel der 2. Wahl in leichteren Fällen von GAD überlegt werden kann. Diese Überlegung würde auch mit der empfohlenen, relativ kurzen Behandlungsdauer übereinstimmen, zumal die Fachinformation für Opipramol eine durchschnittliche Therapiedauer von 1-2 Monaten vorschlägt.

Die Wirkungslatenz kann 2-4-6 Wochen betragen.

Im Vergleich zu den strukturverwandten Trizyklika besitzt Opipramol nur geringe anticholinerge Eigenschaften.

## Dosierung

Die übliche Dosierung für **Opipramol** beträgt 50-200 mg täglich, verteilt auf 1-3 Einzelgaben (maximal 100 mg pro Einzelgabe), Hauptdosis abends. In der Regel nehmen Erwachsene morgens und mittags je 50 mg und abends 100 mg des Anxiolytikums ein.

Die Dosis kann abhängig von Wirksamkeit und Verträglichkeit auf bis zu einmal täglich 50-100 mg Opipramol, vorzugsweise abends, reduziert bzw. auf bis zu 3-mal täglich 100 mg gesteigert werden (Tab. 26).

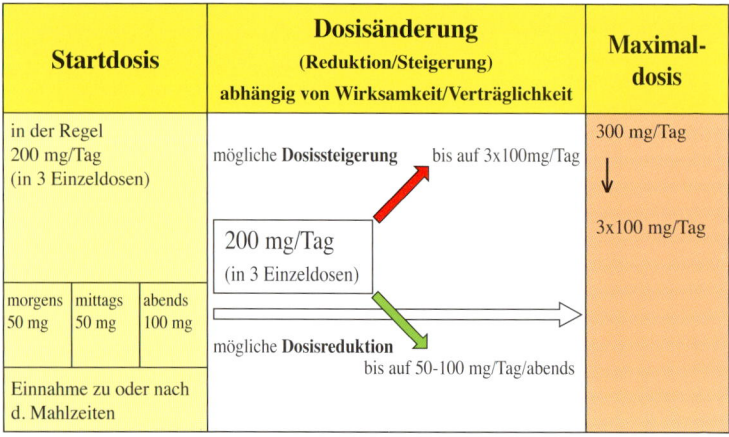

| Startdosis | Dosisänderung<br>(Reduktion/Steigerung)<br>abhängig von Wirksamkeit/Verträglichkeit | Maximal-<br>dosis |
|---|---|---|
| in der Regel<br>200 mg/Tag<br>(in 3 Einzeldosen) | mögliche **Dosissteigerung**      bis auf 3x100mg/Tag<br><br>200 mg/Tag<br>(in 3 Einzeldosen)<br><br>mögliche **Dosisreduktion**<br>     bis auf 50-100 mg/Tag/abends | 300 mg/Tag<br>↓<br>3x100 mg/Tag |

| morgens<br>50 mg | mittags<br>50 mg | abends<br>100 mg |

Einnahme zu oder nach d. Mahlzeiten

Tab. 26: Dosierung und Art der Anwendung von **Opipramol**

**Zu beachten:** Angaben in der Fachinformation

# Nebenwirkungen

Häufige Nebenwirkungen von Opipramol sind Müdigkeit und Mundtrockenheit, die besonders zu Beginn der Behandlung auftreten.
Häufiger auftretende Nebenwirkungen von Opipramol sind der Tabelle 27 zu entnehmen:

| Nebenwirkungen |
|---|
| **Opipramol** |
| Müdigkeit |
| Mundtrockenheit, verstopfte Nase |
| Hypotonie |
| orthostatische Dysregulation |

Tab. 27: Häufiger auftretende Nebenwirkungen von Opipramol

**Zu beachten:** Angaben in der Fachinformation (auch Arzneimittelwechselwirkungen)

# Arzneimittelwechselwirkungen

Wichtige Hinweise zu möglichen **Interaktionen** von **Opipramol** mit anderen Medikamenten sind:

> ➤ Wirkverstärkung (sedierende, zentraldämpfende Effekte) durch andere sedierende Substanzen (auch Alkohol)
> ➤ Vorsicht bei Kombination mit $QT_c$-Zeit-verlängernden Substanzen
> ➤ Vorsicht auch bei Kombination mit CYP2D6-Inhibitoren, z.B. Bupropion, Fluoxetin, Paroxetin
> ➤ Vorsicht bei Kombination mit Anticholinergika; möglichst diese Kombination vermeiden
> ➤ Keine Kombination mit MAOH

# Wirkmechanismus

Beim Menschen wirkt Opipramol sedierend, angstlösend und gering stimmungsaufhellend. Der **anxiolytische Effekt** von **Opipramol** wird insbesondere über die **Wirkweise** als **Sigma-Ligand** erklärt: Opipramol hat hohe Affinität zu den Sigma-Bindungsstellen (Typ 1 und Typ 2) und wirkt antagonistisch an den Histamin-H1-Rezeptoren. Im Unterschied zu den strukturverwandten TZA besitzt Opipramol nur eine geringe anticholinerge Aktivität und hemmt nicht die Wiederaufnahme von Serotonin bzw. Noradrenalin. Über die Sigma-Rezeptoren wirkt Opipramol modulierend im NMDA-System. Modulierende Effekte sind für Sigma-Liganden auch im dopaminergen, serotonergen und noradrenergen System beschrieben.

# Wirkmerkmale von Opipramol

Markante Eigenschaften von Opipramol, die für die Behandlung der GAD von Bedeutung sind, sind in der Tabelle 28 dargestellt:

| | |
|---|---|
| Wirkung auf somatische Angstsymptome | mäßig |
| **Wirkung auf psychische Angstsymptome** | **ausgeprägt** |
| Schnelligkeit des Wirkeintritts | Wirkungslatenz 2-6 Wochen |
| **Positive Wirkung auf Schlafstörungen** | **ausgeprägt** |
| Sexuelle Nebenwirkungen | mäßig |
| Kognitive Störungen | mäßig |
| Abhängigkeitspotential | nicht vorhanden |
| Interaktionen | mäßig |

Tab. 28: Wirkmerkmale von Opipramol

# Behandlung der GAD mit Buspiron

**Azapirone**
**Buspiron: 15-30 mg/die**
(Anxut®, Busp®)

Tab. 29: Pharmakotherapie der GAD mit Buspiron

Das Azapiron **Buspiron** (Anxut®, Busp®) ist ein **nichtsedierendes Anxiolytikum** und ist **zugelassen** zur symptomatischen **Behandlung** von **Angstzuständen** mit der Leitsymptomatik **Angst, innere Unruhe** und **Spannungszustände.**

Buspiron war in einigen Studien zur GAD Plazebo überlegen und genauso effektiv wie Benzodiazepine. Es zeigte jedoch eine geringere Wirksamkeit als Venlafaxin bzw. Hydroxyzin. Insgesamt ist die Datenlage teilweise widersprüchlich.

Buspiron ist insbesondere wirksam bei GAD mit leichter bis mittlerer Ausprägung, für andere Angststörungen konnte keine Wirkung nachgewiesen werden. In der Regel erfolgt der Einsatz von Buspiron bei GAD als Mittel der 2. Wahl. Von Nachteil ist die Wirklatenz von 2-4 Wochen.

Buspiron weist im ganzen ein günstiges Interaktionsprofil auf, keine Kombination jedoch mit MAO-Hemmern. Im Unterschied zu Benzodiazepinen besteht bei Buspiron nicht die Gefahr einer Gewöhnung oder Abhängigkeitsentwicklung. Buspiron ist auch nicht in der Lage, Entzugssymptome nach Absetzen von Benzodiazepinen zu beheben.

Die Dauer der Anwendung von Buspiron richtet sich in jedem Behandlungsfall nach der Anweisung des behandelnden Arztes, wobei die GAD meist eine Langzeittherapie fordert. Zunächst sollte Buspiron nicht länger als 4 Monate eingenommen werden.

# Dosierung

Die Dosierung orientiert sich nach individuellem Bedarf und individueller Verträglichkeit. Erwachsene nehmen zu Behandlungsbeginn 3 mal täglich 5 mg Buspiron-HCl ein.

Bei Bedarf kann die Tagesdosis auf 20-30 mg, aufgeteilt auf mehrere (3-4) Einzeldosen, gesteigert werden. Die Höchstdosis beträgt 60 mg pro Tag. Eine Einzeldosis von 30 mg Buspiron-HCl sollte nicht überschritten werden (Tab. 30).

| Startdosis | Dosiserhöhung bei Bedarf | | Maximal-dosis |
|---|---|---|---|
| 15 mg/Tag 3x/Tag = 3x5 mg/Tag Einnahme nach den oder auch unabhängig von den Mahlzeiten | langsam steigern auf 20-30 mg/Tag aufgeteilt auf mehrere (3-4) Einzeldosen | | 60 mg/Tag maximale Einzeldosis: 30 mg |

Tab. 30: Dosierung und Art der Anwendung von Buspiron

**Zu beachten:** Angaben in der Fachinformation

# Nebenwirkungen

Die am häufigsten beobachteten Nebenwirkungen von Buspiron sind Benommenheit, Übelkeit, Kopfschmerzen, Nervosität, Schwindelgefühl und Erregung. Diese zeigen sich vor allem zu Beginn der Behandlung.

Weitere häufig auftretende Nebenwirkungen von Buspiron (Auswahl) sind der Tabelle 31 zu entnehmen. Zu berücksichtigen sind auch entsprechende Angaben in der Fachinformation.

| Nebenwirkungen |
|---|
| **Buspiron** |
| nichtspezifische Brustschmerzen |
| Albträume, Verwirrtheit, Schläfrigkeit |
| Tinnitus, Halsentzündung, verschwommenes Sehen |
| Muskelschmerzen |
| Taubheitsgefühl, Tremor, Kribbeln |
| Ekzeme |
| Schwitzen, feuchte Hände |

Tab. 31: Häufig auftretende Nebenwirkungen von Buspiron

# Wirkmechanismus

Buspiron wirkt an präsynaptischen $5\text{-HT}_{1A}$-Autorezeptoren im Raphebereich als voller Agonist und an den postsynaptischen $5\text{-HT}_{1A}$-Rezeptoren im Hippokampus als partieller Agonist.

Durch Stimulation dieser Autorezeptoren im Bereich der Raphekerne dämpft Buspiron die Impulsfrequenz und dadurch die Aktivität serotoner-ger Neuronensysteme. Der anxiolytische Effekt von Buspiron wird im Wesentlichen über diese adaptative Modulationen der 5-HT-Neurotransmission erreicht.

Außerdem nimmt Buspiron einen günstigen Einfluss auf Stress-induzierte Verhaltensstörungen.

## Wirkmerkmale von Buspiron

Wesentliche Charakteristika von Buspiron, die für die Therapie der GAD bedeutsam sind, sind der Tabelle 32 zu entnehmen:

| | |
|---|---|
| Wirkung auf somatische Angstsymptome | mäßig |
| **Wirkung auf psychische Angstsymptome** | **ausgeprägt** |
| Schnelligkeit des Wirkeintritts | Wirklatenz 2-6 Wochen |
| Positive Wirkung auf Schlafstörungen | nicht gegeben |
| Sexuelle Nebenwirkungen | gering |
| Kognitive Störungen | nicht gegeben |
| Abhängigkeitspotential | nein |
| Interaktionen | minimal |

Tab. 32: Wirkmerkmale von Buspiron

# Behandlung der GAD mit Hydroxyzin

**Antihistaminika**
**Hydroxyzin: 37,5-75 mg/die**
**(Atarax®)**
**(nur Mittel der 2. Wahl)**
**Wirksamkeit beruht auf einem allgemeinen ZNS-dämpfenden Effekt**

Tab. 33: Pharmakotherapie der GAD mit Hydroxyzin

Das Anxiolytikum **Hydroxyzin (Atarax®)** ist neben anderen Indikationen zur symptomatischen **Behandlung** von **Angst- und Spannungszuständen** bei Erwachsenen sowie nichtpsychotischen **emotional bedingten Unruhezuständen zugelassen.**

Die Wirksamkeit des Antihistaminikums Hydroxyzin wurde in einer kontrollierten Studie gegen Plazebo nachgewiesen. Außerdem zeigte sich in einer Vergleichsstudie nur Hydroxyzin, nicht Buspiron, Plazebo überlegen. Die Studienlage ist sonst sehr eingeschränkt, Langzeitstudien fehlen.

Der anxiolytische Effekt von Hydroxyzin beruht in erster Linie auf einer allgemeinen ZNS-dämpfenden Wirkung (blockierender Effekt an Histamin-H1-Rezeptoren).

Aufgrund der sedierenden und anticholinergen Wirkung sollte Hydroxyzin erst berücksichtigt werden, wenn die Therapie mit First-Line-Präparaten versagte.

Schließlich kann Hydroxyzin nur als Mittel der 2. oder sogar 3. Wahl und in der Regel bei leichteren Therapiefällen von GAD empfohlen werden.

Die **Dosierung** von Hydroxyzin, die an die individuelle Reaktionslage des Patienten sowie Schwere der Erkrankung angepasst werden sollte, beträgt **37,5 bis 75 mg pro Tag,** aufgeteilt in 2 bis 3 Einzelgaben; die **Einnahme** erfolgt **vor** den **Mahlzeiten.**

Die Dauer der Behandlung, deren Nutzen stets zu überprüfen ist, richtet sich nach dem individuellen Krankheitsverlauf.

Als bekannte Nebenwirkungen können Müdigkeit, Schläfrigkeit, Schwindelgefühl, Benommenheit, Konzentrationsstörungen, Kopfschmerzen, anticholinerge Symptome und sogar „paradoxe" Reaktionen auftreten.

Mögliche Arzneimittelinteraktionen sind zu beachten.

Relevante Vorteile einer Behandlung der GAD mit Hydroxyzin sind der rasche Wirkeintritt, die positive Wirkung auf begleitende Schlafstörungen und das fehlende Risiko einer Abhängigkeit (Tab. 34).

| | |
|---|---|
| Wirkung auf somatische Angstsymptome | mäßig |
| **Wirkung auf psychische Angstsymptome** | **ja** |
| Schnelligkeit des Wirkeintritts | rasch |
| Positive Wirkung auf Schlafstörungen | ja |
| Sexuelle Nebenwirkungen | gering |
| Kognitive Störungen | ja |
| Anticholinerge NW | ja |
| Abhängigkeitspotential | keines |
| Interaktionen | zu beachten |

Tab. 34: Wirkmerkmale von Hydroxyzin

# Behandlung der GAD mit Benzodiazepinen

## Pharmakologisches Wirkungsspektrum der Benzodiazepine

Benzodiazepine (BZD) besitzen verschiedene pharmakologische Basiswirkungen, deren Ausmaß bei den einzelnen Wirksubstanzen zum Teil sehr unterschiedlich ausgeprägt ist. Somit ergeben sich für die diversen Benzodiazepine spezifische Wirkprofile (siehe Tab. 35). Für diese teilweise unterschiedlichen Wirkungen ist neben der entsprechenden Wirksubstanz die Rezeptoraffinität, vor allem aber die Höhe der Dosierung und damit das Ausmaß der Rezeptorbesetzung, von Relevanz. Für eine **anxiolytische** oder antikonvulsive Wirkung der Benzodiazepine ist nur eine geringe Besetzung der Benzodiazepinrezeptoren erforderlich, während ein muskelrelaxierender Effekt nur über eine hohe Rezeptorokkupation erreicht werden kann.

Das Gesamt-Wirkungsspektrum der Benzodiazepine setzt sich aus folgenden Wirkungskomponenten zusammen:

- anxiolytische Wirkung
- sedativ-hypnotische Wirkung
- muskelrelaxierende Wirkung
- antikonvulsive Wirkung
- antiaggressive Wirkung
- emotional entspannende Wirkung

# Indikationsbereiche

Wegen der differenzierten Wirkungen sind Benzodiazepine für folgende Hauptindikationsbereiche geeignet (der unterschiedliche Zulassungsstatus für die einzelnen Benzodiazepine ist jedoch zu beachten):

- Spannungs-, Erregungs- und Angstzustände, Phobien (symptomatische Behandlung)
- medikamentös behandlungsbedürftige Schlafstörungen (im Rahmen eines vertretbaren Therapiekonzeptes)
- Psychovegetative und psychosomatische Störungen oder Erkrankungen (adjuvante kurzfristige Behandlung bei psychotherapeutischer Hilfestellung)
- cerebrale Krampfanfälle, Status epilepticus
- Spannungszustände und Kontrakturen der Skelettmuskulatur, emotional bedingte Muskelverspannungen
- schwere Angst- und Erregungszustände bei Psychosen und Depressionen (zeitlich begrenzte Zusatzmedikation, Überbrückung der Wirklatenz von Antidepressiva)
- Prämedikation bei operativen und diagnostischen Eingriffen (z.B. Endoskopien), Narkoseeinleitung

| Benzodiazepin (Genericname) | Wirkspektrum | | | | Halb-wertszeit in Std. (t 1/2) | (t 1/2) in Std. der aktiven Metabolite | Wirkungsdauer |
|---|---|---|---|---|---|---|---|
| | anxio-lytisch | sedativ-hypno-tisch | muskel-rela-xierend | anti-kon-vulsiv | | | |
| Alprazolam | | | | | 10-15 | 12-15 | mittellangwirkend |
| Bromazepam | | | | | 12-24 | - | mittellangwirkend |
| Brotizolam | | | | | 4-8 | 9 | mittellangwirkend |
| Chlordiazepoxid | | | | | 10-18 | 20-80 | langwirkend-Kumulationsgefahr |
| Clobazam | | | | | 10-30 | 36-50 | langwirkend-Kumulationsgefahr |
| Clonazepam | | | | | 24-56 | - | langwirkend-Kumulationsgefahr |
| Diazepam | | | | | 30-40 | 50-80 | langwirkend-Kumulationsgefahr |
| Dikalium-clorazepat | | | | | 1,5-2,5 | 50-80 | langwirkend-Kumulationsgefahr |
| Flunitrazepam | | | | | 10-25 | 20-30 | mittellangwirkend |
| Flurazepam | | | | | 2 | 8-10/ 24-100 | langwirkend-Kumulationsgefahr |
| Lorazepam | | | | | 10-18 | - | mittellangwirkend |
| Lormetazepam | | | | | 9-15 | - | mittellangwirkend |
| Nitrazepam | | | | | 20-50 | - | mittellangwirkend-Kumulationsgefahr |
| Oxazepam | | | | | 5-18 | - | mittellangwirkend |
| Temazepam | | | | | 5-14 | - | mittellangwirkend |
| Tetrazepam | | | | | 10-25 | 25-51 | mittellangwirkend |

leichte   mittelstarke   starke
Wirkung

Tab. 35: Wirkspektrum, Wirkungsdauer und Eliminationshalbwertszeiten
einiger Benzodiazepine (BZD)

# Pharmakokinetische Eigenschaften

Benzodiazepine unterscheiden sich auch hinsichtlich ihrer pharmakokinetischen Eigenschaften. Es bestehen pharmakokinetische Unterschiede in der Absorptionsgeschwindigkeit, der Verteilung, Metabolisierung, der Benzodiazepin-Rezeptoraffinität, der Bildung aktiver Metaboliten, der Eliminationshalbwertszeit und der Wirkungsdauer.

Pharmakokinetisch ist in erster Linie die Eliminationshalbwertszeit bedeutsam (siehe Tab. 35).

Die Eliminationshalbwertszeit ist die Zeit, die während der Eliminationsphase vergehen muss, damit die Arzneimittelkonzentration im Blut auf die Hälfte abgefallen ist (nach Klotz). Die Halbwertszeit eines Arzneimittels stellt eine äußerst wichtige Orientierungshilfe für die Wahl des Applikationsintervalls und der Dosierung dar, um therapeutisch sinnvolle Wirkstoffspiegel zu erreichen.

Benzodiazepin-Präparate (BZD) mit einer kürzeren Halbwertszeit können Vorteile bei älteren Patienten sowie beim therapeutischen Einsatz als Hypnotika aufweisen (praktisch keine Kumulationsgefahr, kein Hang-over, Tab. 36). **Tranquillantien** mit **längerer Halbwertszeit** sind weitgehend bei **chronischen Angstzuständen** indiziert, wobei noch die Möglichkeit der täglichen Einmalgabe vor allem bezüglich der Compliance von Vorteil ist (Tab. 37).

Auf der anderen Seite können Präparate mit kurzer Halbwertszeit öfters eine weniger gleichbleibende Wirkung, eine Rebound-Schlaflosigkeit, Alpträume, Angst und möglicherweise eher eine anterograde Amnesie bewirken. Von Nachteil bei Benzodiazepinen mit langer Halbwertszeit sind vor allem die vermehrte Gefahr der Wirkstoffkumulation und des Hang-over. Zusätzlich ist jedoch zu beachten, dass einige Benzodiazepine mit kürzerer Halbwertszeit existieren, die pharmakologisch wirksame, aktive Metaboliten mit langer Halbwertszeit bilden, wobei bei längerer Anwendung wiederum mit Kumulationsgefahr gerechnet werden muss. Somit ist leich erklärbar, weshalb Benzodiazepine mit mittellangen Halbwertszeiten bevorzugt eingesetzt werden.

**Vorteile**
- bei älteren Patienten
- beim Einsatz als Hypnotika:
  - ➤ praktisch keine Kumulationsgefahr
  - ➤ kein Hang-over

**Nachteile**
- weniger gleichbleibende Wirkung
- Rebound-Schlaflosigkeit
- Albträume, Angst
- eher anterograde Amnesie

Tab. 36: Benzodiazepine (BZD) mit kürzerer Halbwertszeit

**Vorteile**
- bei chronischen Angstzuständen
- Möglichkeit der täglichen Einmalgabe (Compliance!)

**Nachteile**
- Gefahr der Wirkstoffkumulation
- Hang-over

**Besser: Bevorzugung von BZD mit mittellanger Halbwertszeit**

Tab. 37: BZD mit längerer Halbwertszeit

# Zulassungsstatus und Wirksamkeit von Benzodiazepinen bei Angststörungen (GAD)

Die in **Tabelle 38 genannten Benzodiazepine** sind mit **Ausnahme** von Lorazepam/**Tavor**® zur symptomatischen **Behandlung** von **akuten** und **chronischen Spannungs-, Erregungs- und Angstzuständen zugelassen.** **Lorazepam/Tavor**® hingegen ist zur symptomatischen **Kurzzeitbehandlung** von **Angst-, Spannungs- und Erregungszuständen** sowie **dadurch bedingten Schlafstörungen zugelassen.**
Alle diese Benzodiazepine sind nicht explizit für die Generalisierte Angststörung (GAD) zugelassen.

| Benzodiazepin | Handelsname |
|---|---|
| Alprazolam | z. B. Tafil® |
| Bromazepam | z. B. Lexotanil® 6 mg |
| Chlordiazepoxid | z. B. Librium® |
| Clobazam | Frisium® |
| Diazepam | z. B. Valium® |
| Dikaliumclorazepat | Tranxilium® |
| Lorazepam | z. B. Lorazepam-ratiopharm®, Tavor® |
| Oxazepam | z. B. Adumbran®, Praxiten® |
| Prazepam | z. B. Demetrin® |

Tab. 38: Diverse Benzodiazepine zur Behandlung von Angstzuständen

Sind allerdings bei der **Behandlung** der **GAD** Benzodiazepine erforderlich, eignen sich **insbesondere Alprazolam, Lorazepam und Diazepam** als sichere und hochwirksame Anxiolytika.

Alprazolam und Diazepam waren jeweils in Vergleichsstudien mit Plazebo und Referenzsubstanzen wirksam. Auch Lorazepam war in diesen Vergleichsstudien mit Pregabalin besser effektiv als Plazebo.

Der größte Vorteil dieser Substanzgruppe ist ihr sehr schneller Wirkeintritt. Hier stehen die Benzodiazepine als Mittel der 1. Wahl im Vordergrund, wenn unverzüglich ein Angstzustand beherrscht werden muss.

Daher sollten in erster Linie geeignete Benzodiazepine nur in der akuten Behandlungsphase (4-8 Wochen) Anwendung finden. Häufig werden sie mit SSRI bzw. SNRI kombiniert, um die Wirklatenz dieser Antidepressiva bei der Behandlung der GAD zu überbrücken.

Eine längerfristige Behandlung mit Benzodiazepinen kann im therapeutischen Einzelfall bei Patienten jedoch ohne Suchtanamnese erforderlich werden, wenn die vorhergehende Medikation unwirksam war oder wegen Unverträglichkeit nicht toleriert werden konnte.

Allerdings eine alleinige Therapie der GAD mit Benzodiazepinen kann die oft bestehende komorbide depressive Symptomatik nicht beherrschen.

Je länger jedoch mit Benzodiazepinen behandelt wird, desto größer wird die Gefahr einer Abhängigkeitsentwicklung.

Mögliche Arzneimittelinteraktionen bei den Benzodiazepinen sind als gering bis mäßig zu bewerten, jedoch zu beachten.

# Dosierung

Die Dosierung muss an die individuelle Reaktionslage und die Schwere der Erkrankung angepasst werden. Die Dosis sollte prinzipiell so gering wie möglich beibehalten werden. Nach längerer Anwendungsdauer (> 1 Woche) von Benzodiazepinen muss zur Vermeidung von Entzugssymptomen das Absetzen langsam schrittweise erfolgen.

| Alprazolam | Startdosis | bei Bedarf | Maximaldosis |
|---|---|---|---|
| | 0,75-1,5 mg/Tag 3x 0,25-0,5 mg/Tag | allmähliche Steigerung auf ⟹ | 4 mg/Tag (verteilt in Einzelgaben) |

| Lorazepam | Standarddosierung | Therapeutischer Einzelfall/stationär | |
|---|---|---|---|
| | 0,5-2,5 mg/Tag 2-3 Einzeldosen oder abendliche Einmaldosis Einnahme unabhängig von den Mahlzeiten | bei Bedarf allmähliche Dosiserhöhung ⟹ mit Vorsicht auf | Maximaldosis 7,5 mg/Tag (verteilt auf mehrere Einzeldosen) |

| Diazepam | Ambulante Therapie | | Stationäre Therapie |
|---|---|---|---|
| | 5 mg/Tag (1-2 Einzelgaben, morgens und/ oder abends) Steigerung auf ⟹ Einnahme unabhängig von den Mahlzeiten | bei Bedarf 10 mg/Tag (1-2 Einzelgaben) | In schweren Fällen Dosissteigerung langsam schrittweise auf 30-60 mg/Tag (3-6x 10 mg/Tag) |

# Biochemische Wirkungsweise der Benzodiazepine

Es ist sicher, dass die Benzodiazepine an spezifischen Benzodiazepinrezeptoren auf GABA-ergen Synapsen angreifen.

Die Gamma-Aminobuttersäure (GABA), eine Aminosäure, stellt den bedeutendsten inhibitorischen Neurotransmitter im ZNS dar. Ein Drittel aller Hirnsynapsen enthält GABA.

# Synthese, Freisetzung und Inaktivierung von GABA

GABA wird in den Nervenendigungen enzymatisch aus Glutaminsäure ge-
bildet, in Vesikeln gespeichert, aus diesen in den synaptischen Spalt freigesetzt und postsynaptisch an spezifischen GABA-Rezeptoren gebunden.
Nach Wiederaufnahme von GABA in die präsynaptische Nervenendigung
erfolgt schließlich der Abbau zur Bernsteinsäure, die wiederum in den Zi-
tronensäurezyklus eingeschleust wird.

Es existieren 2 Typen von GABA-Rezeptoren, ein GABA-A-Rezeptor und
ein GABA-B-Rezeptor. Für die Wirkungen der Benzodiazepine ist der
GABA-A-Rezeptor von Interesse. Dieser A-Rezeptor ist mit einem Chlorid-
ionenkanal gekoppelt. Die Stimulation dieses Komplexes durch Bindung
der GABA veranlasst die Öffnung der in der Zellmembran eingebetteten
Chloridionenkanäle. Dadurch können vermehrt Chloridionen in das Zellinnere einströmen. Es resultiert eine Hyperpolarisierung der Nervenzelle,
wobei die Erregbarkeit des gehemmten Neurons auf exzitatorische Impulse
abnimmt.

Benzodiazepine wie auch Barbiturate steigern, indem sie mit spezifischen
Benzodiazepinrezeptoren bzw. speziellen Barbituratbindungsstellen inter-
agieren, die Affinität der Gamma-Aminobuttersäure an den A-Rezeptoren
und verstärken somit die GABA-Wirkung mit dem Ziel einer vermehrten
Mindererregbarkeit der Nervenzellen (Abb. 9). Den GABA-haltigen Neuronen sind diverse andere Neuronen mit unterschiedlichen Überträger-
stoffen (z.B. Noradrenalin, Acetylcholin, Serotonin) nachgeordnet. Durch
die Beeinflussung dieser nachgeschalteten Neurone könnten sich teilweise
die verschiedenen pharmakologischen Benzodiazepinwirkungen (anxiolytische, sedative, anticonvulsive und muskelrelaxierende Wirkung: siehe
auch Tab. 35) ergeben.

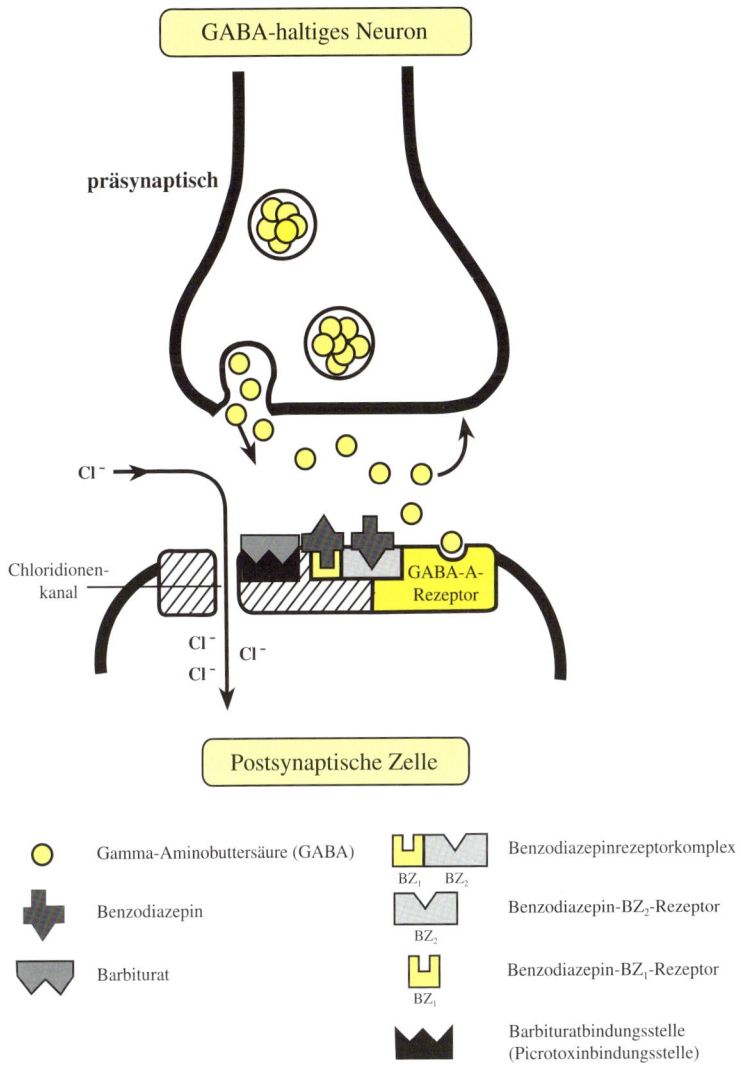

Abb. 9: Biochemische Wirkungsweise der Benzodiazepine

In den synaptischen Spalt ausgeschüttete GABA verbindet sich mit ihrem spezifischen postsynaptischen A-Rezeptor. Es resultiert dadurch die Öffnung des nahen Chloridionenkanals; vermehrt strömen Chloridionen in das Zellinnere ein. Die Nervenzelle wird jetzt hyperpolarisiert. Aufgrund der Bindung von Benzodiazepinen an ihren spezifischen Rezeptoren nimmt die Öffnungsfrequenz des Chloridionenkanals zu; Barbiturate dagegen nehmen durch die spezifische Bindung nahe des Chloridionenkanals Einfluss auf die Öffnungsdauer des $Cl^-$-Kanals. Schließlich resultiert eine Verstärkung der GABA-Wirkung mit dem Ziel einer vermehrten Mindererregbarkeit der Nervenzelle.

Es existieren drei Subtypen von Benzodiazepinrezeptoren (BZ-Rezeptoren), ein $BZ_1$-Rezeptor, ein $BZ_2$-Rezeptor sowie ein peripherer BZp-Rezeptor. Die anatomische Verteilung dieser Rezeptoren ist unterschiedlich. Während $BZ_1$-Rezeptoren nur im Gehirn, vorzugsweise im Cerebellum, lokalisiert sind, befinden sich $BZ_2$-Rezeptoren sowohl im Gehirn als auch im Rückenmark. BZp-Rezeptoren hingegen sind im ZNS und insbesondere in peripheren Organen verteilt.

Klassische Benzodiazepine binden als Agonisten in nicht selektiver Weise an die diversen regional unterschiedlich verteilten BZ-Rezeptoren, wodurch sich zum Teil die entsprechenden Wirkprofile der einzelnen Benzodiazepine miterklären lassen (siehe auch Tab. 35). Vergleichsweise dazu treten Nicht-Benzodiazepine wie zum Beispiel Zolpidem selektiv mit zentralen $BZ_1$-Rezeptoren in Interaktion mit dem Ergebnis günstiger klinischer Effekte. Dabei korreliert die selektive Bindung dieses Imidazopyridins an $BZ_1$-Rezeptoren mit dem Auftreten einer spezifischen sedativ-hypnotischen Wirkung.

# Risiken einer Therapie mit Benzodiazepinen

## Unerwünschte Wirkungen

Grundsätzlich besitzen Benzodiazepine bei sorgfältigem therapeutischen Einsatz eine sehr gute Verträglichkeit und eine sehr große therapeutische Breite. Trotzdem dürfen Benzodiazepine nicht als unproblematische Arzneimittelgruppe betrachtet werden. Wie bei allen anderen Medikamenten setzt auch der therapeutische Einsatz der Benzodiazepine eine gewissenhafte Nutzen-Risiko-Abwägung voraus.

In Abhängigkeit von der individuellen Empfindlichkeit können, besonders in den ersten Tagen der Behandlung, unerwünscht starke Beruhigung (Sedierung, Müdigkeit, Schläfrigkeit), Kopfschmerzen, Niedergeschlagenheit und in seltenen Fällen Muskelschwäche, Bewegungs- und Gangunsicherheit (Ataxien, Möglichkeit von Stürzen bei älteren Patienten), Benommenheit (Somnolenz), leichte Übelkeit, Schwindelgefühl, Abnahme des geschlechtlichen Bedürfnisses und bei älteren Patienten Erregung, Wutreaktionen und Verwirrtheit (= paradoxe Reaktionen: Benzodiazepine lösen zuvor gehemmtes Verhalten) auftreten.

In höheren Dosen und bei Langzeitbehandlung können diese Nebenwirkungen in verstärktem Maße sowie verlangsamtes und undeutliches Sprechen (Artikulationsstörungen), Sehstörungen (Doppeltsehen, verschwommenes Sehen), Denkstörungen, dysphorisch-depressive Verstimmung und sogar ein „Persönlichkeitswandel" in Erscheinung treten. Diese Nebenwirkungen zeigen sich bei älteren Patienten öfters.

Eine atemdepressive Wirkung kann bei schwerer Atemnot (Atemwegsobstruktionen) verstärkt auftreten. Durch sorgfältige und individuelle Einstellung der Tagesdosen lassen sich allerdings diese Nebenwirkungen meistens vermeiden.

Weiterhin sind Toleranzentwicklung (Abnahme der Wirkung bei längerer Applikation) und Gedächtnisstörungen (anterograde Amnesie) möglich. Außerdem können sich vor allem bei Benzodiazepinen mit langer Halbwertszeit nach dem Erwachen Überhangseffekte (Müdigkeit und Konzentrationsstörungen) ergeben (Einschränkung der Verkehrstüchtigkeit). Nach längerfristiger täglicher Einnahme von Benzodiazepinen können durch plötzliches Absetzen der Therapie Angst, Spannungszustände sowie Erregung und innere Unruhe verstärkt wieder auftreten. Bei missbräuchlicher Anwendung von Benzodiazepinen können sich nach Absetzen der Medikation bedrohliche körperliche und seelische Entzugserscheinungen bilden. Schließlich steigt bei fortgesetzer Einnahme die Gefahr einer Abhängigkeitsentwicklung (Sucht) (Tab. 39).

- Sedierung, Müdigkeit, Schläfrigkeit
- Kopfschmerzen, Niedergeschlagenheit
- Muskelschwäche, Ataxien
- Somnolenz
- Schwindelgefühl
- bei älteren Patienten: Erregung, Wutreaktionen und Verwirrtheit (= paradoxe Reaktionen)
- Artikulationsstörungen
- Sehstörungen (Doppeltsehen, verschwommenes Sehen)
- Dysphorisch-depressive Verstimmung, Persönlichkeitswandel
- Atemdepressive Wirkung
- Toleranzentwicklung
- Anterograde Amnesie
- Gefahr einer Abhängigkeitsentwicklung (Sucht)

Tab. 39: Benzodiazepine: Unerwünschte Wirkungen

# Benzodiazepinmissbrauch und Benzodiazepinabhängigkeit

Obwohl bereits 1961 erste Beobachtungen ergaben, dass längerdauernder Missbrauch von Chlordiazepoxid in höherer Dosierung zur Abhängigkeit mit entsprechenden Entzugssymptomen führen kann, wurde das Abhängigkeitspotential der Benzodiazepine für kurze Zeit als gering eingeschätzt. In den letzten drei Jahrzehnten wurde jedoch die Gefahr einer Abhängigkeitsentwicklung durch Benzodiazepine klar erkannt und ist zu einem ernstzunehmenden, aktuellen Thema geworden. Vor allem die unkontrollierte Langzeitbehandlung mit therapeutischen Dosierungen (low-dose-dependence) bereitet große Sorgen. Der Zeitfaktor scheint hier bedeutender zu sein als die Höhe der Dosierung. Es wird in der Regel weniger zu hoch dosiert, statt dessen öfter zu lange verordnet. Benzodiazepine werden in erster Linie in mittlerem sowie in höherem Lebensalter eingenommen. Frauen sind hier deutlich in der Überzahl.

Häufig missbrauchte Benzodiazepine sind Lorazepam, Bromazepam, Oxazepam und Diazepam. Benzodiazepine, die eher zur Abhängigkeitsentwicklung führen, sind Alprazolam, Flunitrazepam und Lorazepam (Tab. 40).

➤ Alprazolam
➤ Flunitrazepam
➤ Lorazepam

**Voraussetzungen:**
➤ schnelle Anflutungsgeschwindigkeit
➤ starke Rezeptoraffinität, insbesondere am $BZ_2$-Rezeptor

**Biochemisch:**
➤ Abnahme der Rezeptorempfindlichkeit
➤ Abnahme der Anzahl der GABA-A/BZ-Rezeptoren
  (down-regulation)

Tab. 40: Benzodiazepine, die eher zur Abhängigkeitsentwicklung führen

Gebrauch und Missbrauch von Benzodiazepinen können allerdings eng miteinander verbunden sein: Bestimmungsgemäßer Gebrauch kann unmittelbar in einen nicht mehr indizierten Gebrauch übergehen, wenn z.B. eine unkritische Verschreibungspraxis die Dauereinnahme konditioniert („iatrogener Missbrauch"). Missbrauch liegt also vor, wenn eine psychoaktive Substanz, qualitativ und quantitativ, nicht ihrem eigentlichen Zweck entsprechend benutzt wird. Missbrauch kann zur Abhängigkeit (Sucht) führen. Arzneimittelabhängigkeit bedeutet einen Zustand psychischer oder psychischer und körperlicher Abhängigkeit von einem Medikament; die Abhängigkeit entsteht durch periodische oder kontinuierliche Einnahme eines Arzneimittels. Im Falle der Benzodiazepinabhängigkeit hat sich die klare Klassifizierung nach Laux bewährt (Tab. 41).

**Gruppe 1:**
Primäre Abhängigkeit mit Toleranz und Dosissteigerung (high-dose-dependence): Quantitativ relativ kleine Gruppe

**Gruppe 2:**
Primäre Abhängigkeit bei therapeutischer Dosierung (low-dose-dependence): Quantitativ wesentlich größere Gruppe (häufig)

**Gruppe 3:**
Sekundäre Abhängigkeit (Polytoxikomanie): häufig, da viele Alkoholiker und Drogenabhängige auch Benzodiazepine einnehmen

Tab. 41: Einteilung der Benzodiazepinabhängigkeiten nach Laux

Gruppe 1 präsentiert die zahlenmäßig nicht so häufigen primär Benzodiazepinabhängigen mit den entsprechenden Charakteristika Toleranz, Dosissteigerung und in der Regel zahlreichen schwereren Entzugssymptomen.

In der zweiten, quantitativ wesentlich bedeutsameren Gruppe befinden sich die primär Benzodiazepinabhängigen, bei denen die tägliche Dosierung auch über einen langen Zeitraum im therapeutischen Bereich liegt. Hier sind zahlreiche Patienten, die über Jahre hinweg Benzodiazepine meist aufgrund ärztlicher Verordnung applizieren, einzuordnen. Selbst bei diesen Patienten kann es, also auch ohne Dosissteigerung, zu akuten Entzugssymptomen bei abruptem Absetzen der Benzodiazepinmedikation kommen (siehe auch Tab. 42). Übrigens nimmt mit der Länge der kontinuierlichen Benzodiazepineinnahme die Häufigkeit von Entzugssymptomen beim Absetzen zu. Für die Entzugserscheinungen sind Gegenregulationsmechanismen (sog. Reboundmechanismen) aufgrund eines Transmitter-Mangelsyndroms, das sich primär beim plötzlichen Absetzen einer Benzodiazepinmedikation bildet und anschließend weitere Neurotransmitterveränderungen bewirkt, verantwortlich.

Gruppe 3 umfasst sekundär Abhängige und zwar Alkoholiker und Drogenabhängige, die häufig zusätzlich Benzodiazepine einnehmen. In dieser Gruppe können nach Absetzen erhebliche Entzugssymptome auftreten.

| Psychische Entzugssymptome | Somatische und vegetative Entzugssymptome |
|---|---|
| Konzentrationsstörungen | Schlafstörungen |
| Gedächtnisstörungen | Schweißausbrüche |
| Denkverlangsamung | Tremor |
| Erregung, innere Unruhe | Appetitlosigkeit |
| Depressive Verstimmung | Kopfschmerzen |
| Antriebsminderung | Schwindel |
| Reizbarkeit | Herzklopfen |
| Stimmungsschwankungen | Übelkeit |
| Erhöhte Angst (phobische, panikartige Angst) | motorische Unruhe |
| Weinerlichkeit | Schwächegefühl |
| Euphorie | Abdominelle Krämpfe |
| Alp- und Angstträume | Muskelschmerzen |
| Suizidphantasien und -impulse | Überempfindlichkeit für Geräusche, gegenüber Licht und Berührung |
| Depersonalisationserscheinungen | Verminderung des Geschmackssinnes |
| Derealisationserscheinungen | veränderte Geruchswahrnehmung |
| Wahnvorstellungen | verschwommenes Sehen |
| Delirien | Parästhesien |
| | zerebrale Krampfanfälle |

Tab. 42: Häufig beschriebene Entzugsphänomene bei Benzodiazepinabhängigkeit

# Leitlinien zur Durchführung des Benzodiazepin-Entzuges

## Therapie der Benzodiazepinabhängigkeit

Es ist bekannt, dass Behandlungen mit Benzodiazepinen häufig nicht rechtzeitig beendet werden. Bereits nach 4-6 wöchiger Einnahme können Abhängigkeitssymptome auftreten. Auf der anderen Seite nehmen vor allem ältere Patienten oft mehrere Jahre lang Benzodiazepine in therapeutischen Dosen ein, ohne dass sich eine Dosissteigerung, entsprechende Nebenwirkungen oder sogar ein Persönlichkeitswandel ergeben.

Auffällige Zeichen einer Abhängigkeit von Benzodiazepinen sind telefonisches Erbitten von entsprechenden Rezepten, Medikamentenbeschaffung durch Dritte, Simulierung von Krankheitszeichen durch neue, unbekannte Patienten, um eine diesbezügliche Verschreibung zu erreichen, auffallend häufige Verschreibungswünsche beim behandelnden Arzt oder bei mehreren Ärzten, ständiges Beisichführen von Tabletten, Anlegen von Tablettendepots und Halten von Rezepten in Reserve. Neben der psychischen Abhängigkeit, die dadurch gekennzeichnet ist, dass der Patient auf ein bestimmtes Präparat fixiert ist (er benötigt die Tabletten und glaubt, ohne sie nicht leben zu können) oder ein zwanghaftes Verlangen nach dem gewünschten Arzneimittel zeigt, sind oftmals verlässliche Hinweise auf das Bestehen einer körperlichen Abhängigkeit vorhanden. Bekannte Charakteristika sind gehäuft Stürze, Gangunsicherheiten, Sprachstörungen, Toleranzentwicklung und Entzugsphänomene. Leichtere Entzugserscheinungen wie z.B. vermehrte Angst, innere Unruhe, Schlaflosigkeit, Übelkeit, Tachykardie, Schwitzen und Tremor treten nach plötzlichem Absetzen von Benzodiazepinen bei etwa 50% der Patienten auf. Diese Abstinenzsymptome, die auch von ursprünglichen Indikationssymptomen abzugrenzen sind, beginnen meist wenige Tage nach abruptem Absetzen oder nach den ersten größeren Reduktionsschritten. Bei etwa 10-20% der Patienten kommt es zu schweren Entzugssymptomen wie cerebralen Krampfanfällen, Verwirrtheitszuständen, psychoseartigen Zuständen (Halluzinationen) und kennzeichnenden sensorischen Perzeptionsstörungen.

Immer wieder haben Patienten den Wunsch, sich von ihrer Benzodiazepinabhängigkeit loszulösen und erwarten von ihrem Therapeuten Hilfe.

## Praktisches Vorgehen beim Entzug

Eine stationäre Entzugstherapie ist anzuraten bei erfolglosen ambulanten Entzugsversuchen oder wenn diese eine vitale Gefahr darstellen. Auch bei Einnahme hoher Dosierungen und Applikation über viele Jahre hinweg oder bei Polytoxikomanie ist diese Vorgehensweise empfehlenswert.

1. Prinzipiell sollte langsam schrittweise ausgeschlichen werden, um die zu erwartenden Entzugsphänomene auf ein Minimum zu reduzieren. Über die Art und Ausprägung dieser Symptome muss der Patient verständlicherweise informiert werden.

2. Die Zeitdauer der Entzugstherapie ist individuell abgestimmt auszusuchen; sie kann zwischen 10 Tagen und einem Jahr liegen. Nach Faust kann auch folgende Faustregel hilfreich sein: Die Zahl der Monate, die das Benzodiazepin-Präparat eingenommen wurde, kann jetzt die Zahl in Wochen werden, die einen tragbaren Entzug sichert.

3. Das Dosisreduktionskonzept ist in der Weise individuell zu wählen, dass die jeweilige verringerte Dosis stets nur erträgliche Entzugserscheinungen zulässt. Bei vorliegenden höheren Dosierungen kann weitgehend mit größeren Reduktionsschritten begonnen werden, z.B. täglich 1/2 Tablette des verabfolgten Benzodiazepins weniger. Bei einer täglichen Einnahme von 2 Tabletten kann innerhalb von vier Wochen auf 1 Tablette täglich verringert werden. Der Reduktionsschritt von 1 Tablette auf 1/2 Tablette kann wiederum vier Wochen in Anspruch nehmen. Sodann sollen Tage, an denen 1/2 Tablette bzw. dann 1/4 Tablette eingenommen werden, mit tablettenfreien Tagen abwechseln. Letztlich sollen die tablettenfreien Tage immer häufiger werden. Die Erfahrung zeigt, dass der Verzicht auf die letzte 1/2 bzw. 1/4 Tablette besonders schwer fällt.

4. Ein medikamentöser Ersatz mit langwirksamen Benzodiazepinen kann erforderlich werden, um ausgeprägtere Entzugssymptome, die möglicherweise durch kurzwirksame oder hochpotente Präparate vermehrt verursacht werden, weiter abzuschwächen. Dabei sind kurzwirksame oder hochpotente Benzodiazepine wie z.B. Alprazolam, Lorazepam, Bromazepam durch langwirksame Präparate, wie z.B. Diazepam (flüssige Verabreichungsform ist für die Entzugstherapie besonders geeignet), zu ersetzen. Zusätzlich sind die Äquivalenzdosen zu beachten: 0,5 mg Alprazolam, 1 mg Lorazepam, 1,5 mg Bromazepam entsprechen ca. 5 mg Diazepam (Tab. 43). Appliziert ein Patient gleichzeitig mehrere Benzodiazepine, sollen primär die kurzwirksamen oder hochpotenten Präparate abgesetzt werden.

5. Im Rahmen dieser Entzugsbehandlung spielt auch die Gewährung besonderer ärztlicher Zuwendung, z.B. in Form von notwendigen täglichen Gesprächen, eine entscheidende Rolle. Zur Überbrückung kann auch bei vegetativen Symptomen Propranolol 10-40 mg, bei Schlafstörungen z.B. Levomepromazin 12,5-50 mg oder bei Angst-, Unruhe- oder Depressionszuständen z.B. Doxepin 25-75 mg bzw. Trimipramin 25 mg pro Tag eingesetzt werden.

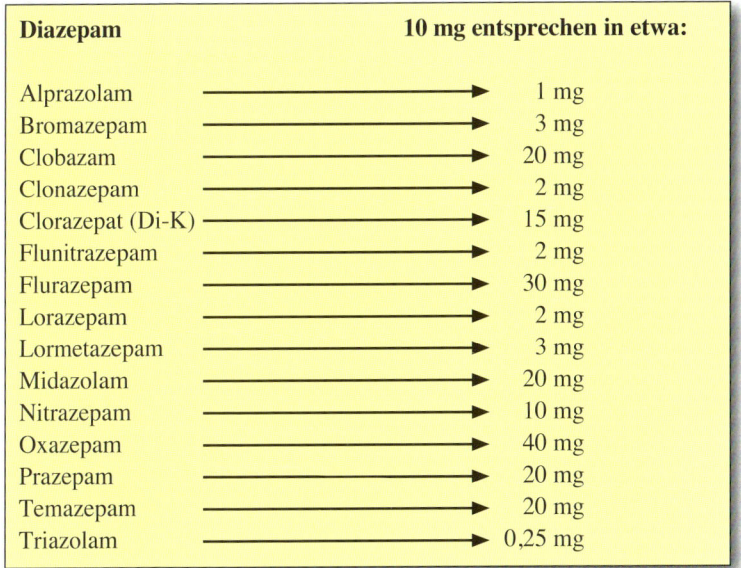

| Diazepam | | 10 mg entsprechen in etwa: |
|---|---|---|
| Alprazolam | ⟶ | 1 mg |
| Bromazepam | ⟶ | 3 mg |
| Clobazam | ⟶ | 20 mg |
| Clonazepam | ⟶ | 2 mg |
| Clorazepat (Di-K) | ⟶ | 15 mg |
| Flunitrazepam | ⟶ | 2 mg |
| Flurazepam | ⟶ | 30 mg |
| Lorazepam | ⟶ | 2 mg |
| Lormetazepam | ⟶ | 3 mg |
| Midazolam | ⟶ | 20 mg |
| Nitrazepam | ⟶ | 10 mg |
| Oxazepam | ⟶ | 40 mg |
| Prazepam | ⟶ | 20 mg |
| Temazepam | ⟶ | 20 mg |
| Triazolam | ⟶ | 0,25 mg |

Tab. 43: Durchschnittliche Äquivalenzdosen der Benzodiazepine bei oraler Einnahme

## Empfehlungen für den therapeutischen Umgang mit Benzodiazepinen

Trotz zahlreicher kritischer Anmerkungen zu den Benzodiazepinen ist bei klarer Indikationsstellung der kurzfristige Einsatz von Benzodiazepinen in möglichst niedriger Dosierung auch weiterhin zu vertreten. Denn Benzodiazepine stellen einen Fortschritt in der symptomatischen Behandlung vieler Erkrankungen dar. Deshalb ist es falsch, die Benzodiazepine prinzipiell zu verdammen. Allerdings die immer noch vielfach geübte Praxis, Benzodiazepine großzügig zu verordnen, da sie eine unproblematische Arzneimittelgruppe darstellen würden, ist strikt abzulehnen. Verständlicherweise setzt auch wie bei allen anderen Medikamenten der therapeutische Einsatz von Benzodiazepinen eine klare Nutzen-Risiko-Abwägung voraus.

Bei sorgfältiger Beachtung der nachfolgenden **Empfehlungen** des **Sachverständigenausschusses der Bundesregierung für den Arzt zur sachgerechten Anwendung von Benzodiazepin-haltigen Arzneimitteln** dürfte sicherlich der therapeutische Nutzen im Vordergrund stehen:

**Benzodiazepine** sind Arzneistoffe, die überwiegend zur vorübergehenden Behandlung schwerer Angstzustände, Schlafstörungen sowie zur Behandlung von Muskelverspannungen und Epilepsien eingesetzt werden. Nach bisherigen Erkenntnissen werden Benzodiazepine zu häufig und über eine zu lange Zeit verordnet, was zu einer Abhängigkeitsentwicklung führen kann. Dieses Risiko steigt mit der Höhe der Dosis und der Dauer der Anwendung an. Neben ihrem Abhängigkeitspotential haben Benzodiazepine weitere unerwünschte Arzneimittelwirkungen, z. B. Beeinträchtigung des Reaktionsvermögens, verstärktes Wiederauftreten der ursprünglichen Symptomatik nach Absetzen der Medikation (Rebound-Schlaflosigkeit, Rebound-Angst, delirante Syndrome, Krämpfe), Gedächtnisstörungen sowie neuropsychiatrische Nebenwirkungen. Sie können auch die pharmakokinetischen Eigenschaften anderer Arzneistoffe beeinflussen. Neben der Abhängigkeitsentwicklung gibt auch der Missbrauch von Benzodiazepinen seit längerem Anlass zur Besorgnis.

Deshalb sind von den verordnenden Ärzten die folgenden Richtlinien zu beachten, die unter Berücksichtigung von Veröffentlichungen der Arzneimittelkommission der Deutschen Ärzteschaft und der Arbeitsgemeinschaft Neuropsychopharmakologie und Pharmakopsychiatrie formuliert wurden:

1. Sorgfältige Indikationsstellung!

2. Bei Patienten mit einer Abhängigkeitsanamnese ist besondere Vorsicht geboten. In der Regel keine Verschreibung.

3. In der Regel kleinste Packungseinheit verordnen.

4. In möglichst niedriger, aber ausreichender Dosierung verordnen. Dosis möglichst frühzeitig reduzieren bzw. Dosierungsintervall in Abhängigkeit von der Wirkungsdauer vergrößern.

5. Therapiedauer vor Behandlungsbeginn mit dem Patienten vereinbaren und Behandlungsnotwendigkeit in kurzen Zeitabständen überprüfen. Eine Therapiedauer von länger als zwei Monaten ist wegen des mit der Dauer der Benzodiazepineinnahme steigenden Risikos einer Abhängigkeitsentwicklung nur in begründeten Ausnahmefällen möglich. Es gibt Abhängigkeit auch ohne Dosissteigerung sowie die so genannte „Niedrigdosis-Abhängigkeit"!

6. Innerhalb der Therapiedauer möglichst frühzeitig schrittweise Dosisreduktion (Ausschleichen) bzw. Vergrößerung des Dosierungsintervalls, um Entzugssymptome wie z. B. Unruhe, Angst, Schlafstörungen, delirante Syndrome oder Krampfanfälle zu vermeiden.

7. Aufklärung des Patienten, dass Benzodiazepine keinesfalls an Dritte weiterzugeben sind.

8. Verordnungen von Benzodiazepinen sollten vom Arzt stets eigenhändig ausgestellt und dem Patienten persönlich ausgehändigt werden.

9. Beachtung der Fach- und Gebrauchsinformation sowie der einschlägigen wissenschaftlichen Veröffentlichungen.

10. Alle Abhängigkeitsfälle über die jeweiligen Arzneimittelkommissionen der Kammern der Heilberufe dem Bundesinstitut für Arzneimittel und Medizinprodukte zur Kenntnis bringen.

## Vor- und Nachteile einer Therapie mit Benzodiazepinen

Wichtige Wirkmerkmale und Risiken von Benzodiazepinen, die bei einer Behandlung der Generalisierten Angststörung und anderer Angststörungen von Bedeutung oder zu beachten sind, sind in der Tabelle 44 zusammengefasst:

| | |
|---|---|
| **Wirkung auf somatische Angstsymptome** | **ausgeprägt** |
| **Wirkung auf psychische Angstsymptome** | **mäßig** |
| **Schnelligkeit des Wirkeintritts** | |
| **(anxiolytisch, antipanisch)** | **rasch** |
| **Positive Wirkung auf Schlafstörungen** | **ja** |
| Sexuelle Nebenwirkungen | kaum |
| **Kognitive Störungen** | **ausgeprägt** |
| **Abhängigkeitspotential** | **ausgeprägt** |
| Interaktionen | gering bis mäßig |

**In der Regel Kurzzeitbehandlung (akute Behandlungsphase): 4-8 Wochen**

Tab. 44: Vor- und Nachteile der Pharmakotherapie mit Benzodiazepinen

# Pharmakotherapie anderer Angststörungen

## Spezifische Phobie

Bei den **spezifischen (isolierten) Phobien** stehen psychotherapeutische Verfahren im Vordergrund, wobei sie **meist ausschließlich verhaltenstherapeutisch behandelt** werden. Eine psychopharmakologische Behandlung erfolgt nur in speziellen Fällen. Dabei sollten Benzodiazepine nur vorübergehend gegeben werden.

Im therapeutischen Einzelfall kann beispielsweise bei **Flugangst** die Gabe von Benzodiazepinen, vorzugsweise **Alprazolam** bzw. **Lorazepam**, erforderlich werden. Bei **Prüfungsangst** kann möglicherweise der Einsatz eines Betablockers wie **Propranolol** hilfreich sein (Tab. 45).

**Propranolol** (z. B. **Dociton® 40 mg/80 mg**) ist u.a. zur **symptomatischen Therapie** des **primären Angstsyndroms zugelassen**. Die Dosierung und das Dosierungsintervall muss stets individuell ermittelt werden.

Gegebenenfalls können auch die neuen Antidepressiva berücksichtigt werden, im Ausnahmefall auch TZA (z. B. Clomipramin).

**Spezifische Phobie**

⬇

+ **Propranolol** (z.B.
  Dociton®/Betablocker):
  z.B. b. Prüfungsangst
+ **Alprazolam,
  Lorazepam,**
  Diazepam
  (z.B. bei Flugangst)
+ **Clomipramin,**
  Doxepin
  (b.entspr.Komorbidität)

+ (Hydroxyzin)

Tab. 45: Übersicht medikamentöse Therapie der Spezifischen Phobie

**Zu beachten aktuelle Fachinformationen:** Zugelassene Anwendungsgebiete der Generica-Präparate der verschiedenen Hersteller können unterschiedlich sein!

# Soziale Phobie

Es ist zu unterscheiden zwischen **isolierter** und **generalisierter sozialer Phobie**, zumal die medikamentösen Therapieansätze differieren.

Zum Beispiel bei **isolierter Sprechangst** mit ausgeprägten somatischen Symptomen wie Schwitzen, Tremor und/oder Herzrasen kann situativ der Einsatz von **β-Rezeptorenblockern** oder **Benzodiazepinen** indiziert sein.

Bei der **generalisierten sozialen Phobie** sind aufgrund der Wirksamkeit und des günstigen Verträglichkeitsprofils **moderne Antidepressiva Mittel der ersten Wahl.** Diese eignen sich auch für eine längerfristige Behandlung; meist ist eine Therapie über mehrere Monate oder länger erforderlich. Die empfohlenen Tagesdosen sind sorgfältig zu beachten und nur bei Bedarf sehr langsam schrittweise zu steigern.

Eine **Zulassung** für die **Behandlung** der **sozialen Angststörung** besteht für die SSRI **Escitalopram** (5-20 mg/Tag), **Paroxetin** (20-50 mg/Tag) und **Sertralin** (25-200 mg/Tag), für den SNRI **Venlafaxin** (75-225 mg/Tag) und für den MAO-Hemmer **Moclobemid** (300-600 mg/Tag) (Tab. 46).

Auch hier können in akuten bzw. schweren Behandlungsfällen insbesondere adjuvant vorübergehend Benzodiazepine (Alprazolam, Lorazepam) gegeben werden.

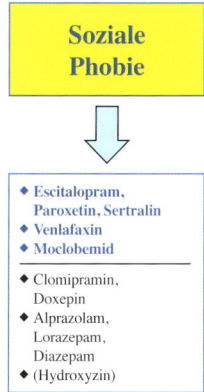

Tab. 46: Übersicht medikamentöse Therapie der Sozialen Phobie

**Zu beachten aktuelle Fachinformationen:** Zugelassene Anwendungsgebiete der Generica-Präparate der verschiedenen Hersteller können unterschiedlich sein!

# Panikstörung und Agoraphobie

Die Agoraphobie tritt oft zusammen mit Panikattacken auf. Die medikamentöse Behandlung der Agoraphobie entspricht somit der Therapie der Panikstörung mit/ohne Agoraphobie (Tab. 47).

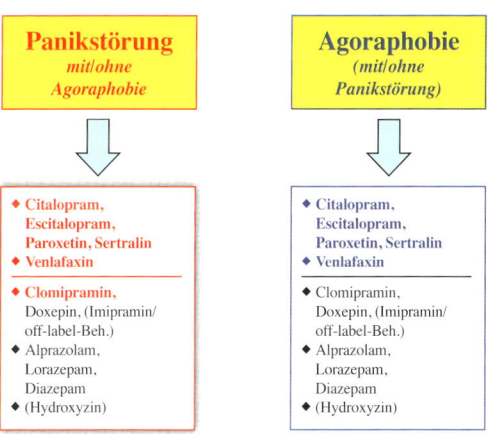

Tab. 47: Übersicht medikamentöse Therapie von Panikstörung/Agoraphobie

**Zu beachten aktuelle Fachinformationen:** Zugelassene Anwendungsgebiete der Generica-Präparate der verschiedenen Hersteller können unterschiedlich sein!

Als Mittel der ersten Wahl bieten sich insbesondere für eine häufig erforderliche längerfristige Behandlung bestimmte moderne Antidepressiva an. Allerdings zum schnellen Beherrschen von Panikattacken sind Benzodiazepine (z. B. Alprazolam, Lorazepam) klar indiziert. Bei starker Hyperventilation kann zudem nach vorhergehender Aufklärung eine $CO_2$-Rückatmung mit Hilfe einer Papiertüte vorgenommen werden. Außerdem kann die initiale Gabe von Benzodiazepinen zu Antidepressiva wegen ihrer Wirklatenz (2-4 Wochen) sehr hilfreich sein. Nach 2-4 Wochen sollten dann die Benzodiazepine langsam schrittweise ausgeschlichen werden. Bei alleiniger Verabreichung von Antidepressiva kommt es in den ersten Behandlungstagen häufig zu einer vorübergehenden Verschlechterung der Paniksymptome. Meist hilft hier schon die Anwendung einer niedrigen Startdosis. Um die Therapietreue der Patienten nicht zu gefährden, ist eine umfassende Aufklärung über diese möglichen unerwünschten Wirkungen unumgänglich.

Zur **Behandlung** der **Panikstörung mit oder ohne Agoraphobie** sind die SSRI **Citalopram**, **Escitalopram**, **Paroxetin** und **Sertralin**, der SNRI **Venlafaxin** und das TZA **Clomipramin zugelassen**.
Stets ist wichtig, mit einer niedrigen Anfangsdosis zu beginnen. Bei Bedarf kann die Dosis langsam schrittweise bis zur Maximaldosis pro Tag gesteigert werden.
In der Regel nehmen die Dosiserhöhungen, vor allem bis zur Höchstdosis, einige Wochen in Anspruch:

| Antidepressivum | Anfangsdosis pro Tag | Zieldosis pro Tag | Maximaldosis pro Tag |
|---|---|---|---|
| Citalopram | 10 mg | 20 mg | 40 mg bzw. 20 mg (bei älteren Patienten/ bei Patienten mit eingeschränkter Leberfunktion! |
| Escitalopram | 5 mg | 10 mg | 20 mg |
| Paroxetin | 10 mg | 40 mg | 60 mg |
| Sertralin | 25 mg | 50-100 mg | 200 mg |
| Venlafaxin retard | 37,5 mg | 75 mg - (150 mg) | 225 mg |
| Clomipramin | 10 mg | 50-100 mg | 150 mg |

Besonders zu beachten ist, dass **Citalopram** eine **dosisabhängige QT-Intervall-Verlängerung** verursacht. Strikt zu befolgen sind daher die Kontraindikationen, die Warnhinweise sowie die Vorsichtsmaßnahmen beim Einsatz von Citalopram.

Bezüglich der **Behandlungsdauer** wird in der Regel **nach Erreichen** der **Remission** der **Paniksymptomatik** eine **Fortsetzung** der **Therapie** mit Antidepressiva **über 1-2 Jahre** empfohlen.
Außerdem sollte bei schweren oder chronischen Panikstörungen zur Pharmakotherapie begleitend eine Verhaltenstherapie angeboten werden.

# Psychotherapie der Angststörungen

## Einleitung

Die Kognitive Verhaltenstherapie gehört zu den am häufigsten eingesetzten Therapien bei Angststörungen. Ihre Wirksamkeit wurde mehrfach durch Metaanalysen bestätigt (Hendriks et al. 2008, Smits et al. 2008, 2009). Die Anwendung verhaltenstherapeutischer Techniken schließt prinzipiell keine psychopharmakologische Behandlung aus. Es gilt allerdings individuell abzuwägen, wann der begleitende Einsatz von Psychopharmaka sinnvoll ist und wann er sich auf die therapeutische Effizienz negativ auswirken würde, wie etwa eine starke medikamentöse Sedierung (z.B. bei einem Konfrontationsverfahren). Insgesamt ist aber eine gute Wirksamkeit bei einer Kombination von medikamentöser Behandlung und kognitiver Verhaltenstherapie beschrieben (Kapfhammer 2008).

Kognitive Verhaltenstherapie erfährt in der Behandlung der Angststörungen eine breite Anwendung und wird bei objektbezogenen sowie bei nicht-objektbezogenen Angststörungen angewendet (Abbildung 1).

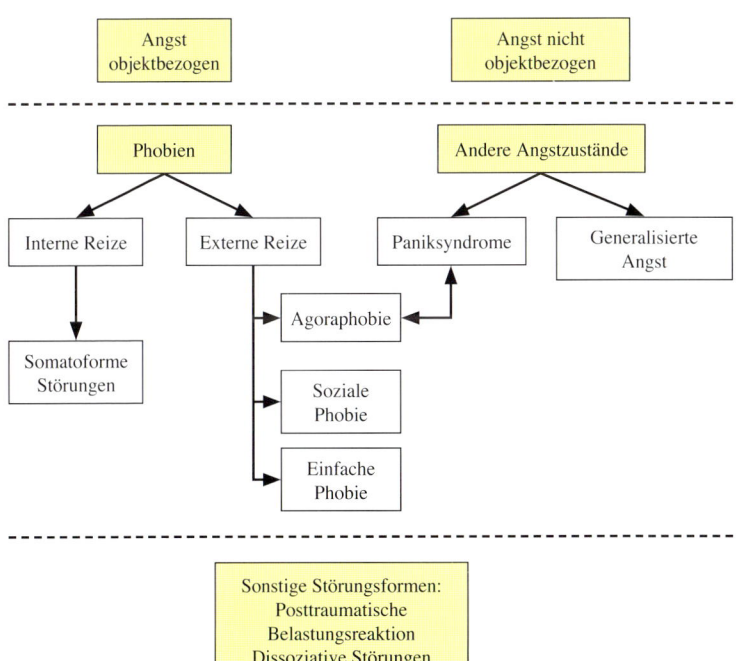

Abb. 1: Kognitive Verhaltenstherapie bei Angststörungen

# 1. Psychologische Modellannahmen von Angststörungen in der Kognitiven Verhaltenstherapie

> **Definition der Angststörungen**
> Unter Angststörungen versteht man eine Gruppe von psychischen Störungen, in deren Zentrum das subjektive, verhaltensmäßige und körperliche Erleben einer dysfunktionalen Angst steht. Diese tritt in einer unangemessenen Situation auf oder ist in Relation zur auslösenden Ursache unverhältnismäßig stark. Sie unterscheidet sich damit von der normalen und biologisch notwendigen Angst, die Menschen eine reale Gefahr signalisieren soll.

## 1.1 Phobien

Die ursprünglichen verhaltenstherapeutischen Modelle zur Angststörungsentwicklung und -aufrechterhaltung wurden zu den situationsabhängigen Ängsten (Phobien) entwickelt. Eines der ersten lerntheoretischen Modelle zur Angstentstehung stammt von O. H. Mowrer (1960). Die von ihm entwickelte 2-Faktoren-Theorie beschreibt die Entstehung einer Angststörung durch (klassische und operante) Konditionierung.

Dabei wird zuerst ein ursprünglich neutraler Stimulus (z.B. eine Spritze) mit einem Gefühl der Angst im Sinne einer klassischen Konditionierung nach Pawlow assoziiert (z.B. „starke Schmerzen durch eine Spritze"). Das bedeutet, dass eine tatsächlich aversive Situation und das Erleben einer aversiven Konsequenz mit einem zunächst noch neutralen Reiz gekoppelt werden. Im Rahmen von Lernerfahrungen wird dieser Reiz somit zu einem angstauslösenden Problem. Ein Vermeiden der schwierigen (gefürchteten) Situation (z.B. Arztbesuche, die mit der Applikation einer Spritze verbunden sein können) reduziert die Angst. Dies wiederum führt zu einer negativen Verstärkung des Vermeidungsverhaltens. Der Betreffende lernt somit, dass das Vermeiden eines bestimmten Verhaltens bzw. einer bestimmten Situation als positive Konsequenz eine subjektive Entlastung und Entspannung mit sich bringt. Zwischen der eigentlichen Angstquelle und dem „symbolischen" Stimulus, der die angstauslösende Situation hervorruft, kann nicht mehr unterschieden werden. Aufgrund des anhaltenden Vermeidungsverhaltens bleibt eine korrigierende Lernerfahrung aus, wodurch sich die pathologische Angstreaktion zu einer persistierenden Phobie verfestigt (operante Konditionierung nach Skinner). **Zusammenfassend** folgt nach Mowrer die Entstehung pathologischer Angst dem Prinzip des klassischen Konditionierens, die Aufrechterhaltung jedoch dem Prinzip des operanten Konditionierens.

## 1.2 Panikstörung

Bei der Panikstörung spielt die positive Rückkoppelung von Angst, die dadurch ausgelösten körperlichen (physiologischen) Veränderungen und die kognitiv verzerrten Bewertungen der Situation eine ausschlaggebende Rolle. Am besten ist dies am Modell des **„Teufelskreis der Angst"** von Margraf und Schneider (Psychophysiologisches Modell, 1989) nachzuvollziehen (Abbildung 2).

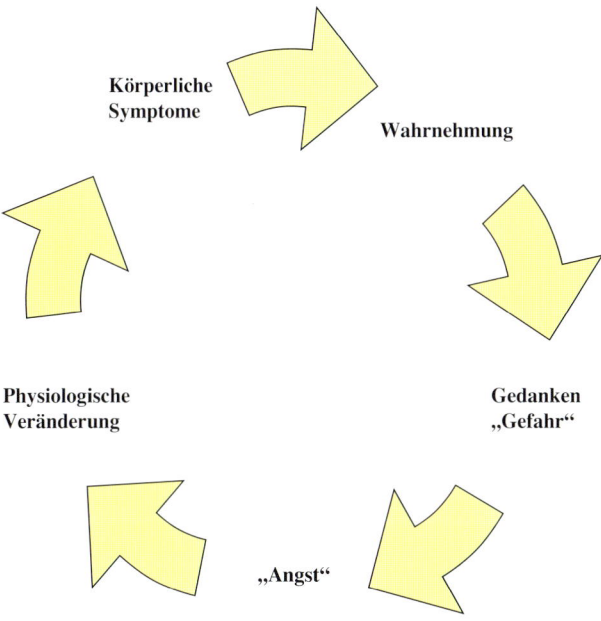

Abb. 2: Teufelskreis der Angst

Die Komponenten Wahrnehmung, Gedanken, physiologische Veränderungen und körperliche Symptome wirken zirkulär aufeinander. Der „Teufelskreis" kann an jeder Stelle in Gang kommen. So kann das Wahrnehmen eines beschleunigten Herzschlags, der unreflektiert durch Ausübung einer anstrengenden Tätigkeit entstanden sein kann, zu dem Gedanken führen, dass *„etwas mit dem Herz nicht in Ordnung ist"*, was wiederum ein Gefühl der Angst aktiviert, den Herzschlag beschleunigt und eine raschere und flachere Atmung (Hyperventilation), psychomotorische Unruhe mit Schwitzen, Schwindelgefühl oder Parästhesien an den Extremitäten auslösen kann. Die Wahrnehmung der körperlichen Veränderungen steigert wiederum die Angst und verstärkt die Überzeugung, dass ganz offensichtlich gerade etwas Schlimmes droht (Gedanken treten auf, wie: *„Ich habe einen Herzinfarkt!"* – *„Ich werde verrückt!"* – *„Ich werde ohnmächtig!"*).

Margraf und Schneider (1989) unterscheiden zwei Ursachen für Panik-attacken:

a. Die **Erwartungshaltung** nach einem Angstanfall kann in vergleich-baren Situationen zu neuerlichen Panikattacken führen (Die Angst vor der Angst).

b. Belastende Situationen, wie ein Referat halten, ein wichtiges Gespräch führen, vor einer Prüfung oder ähnlichem stehen, führen zu einem er-höhten **Stressniveau** und begünstigen das Auftreten eines Angstanfalls.

In beiden Fällen wird die Schwelle für Angstanfälle herabgesetzt. Stressbe-dingt werden vermehrt Adrenalin und andere Hormone ausgeschüttet, die aversive körperliche Empfindungen hervorrufen (wie z.B. Schwitzen, Zit-tern, u.a.), deren Wahrnehmung und kognitive Bewertung (z.B.: *„Ich falle gleich tot um"*) wiederum den Teufelskreis der Angst antreiben können.

Es gibt allerdings auch Angstanfälle, die nicht unbedingt auf eine bewusst wahrgenommene, gesteigerte Angst folgen. Nach Margraf und Schneider beginnen unerwartete Angstanfälle nicht mit Angst, sondern mit inneren Reizen, ihrer Wahrnehmung und ihrer Bewertung bzw. Verknüpfung mit Gefahr. Diese inneren Reize sind häufig körperliche Empfindungen, können aber auch Gedanken oder Vorstellungen sein (z.B.: *„Ich bin krank"*).
Es gibt eine Vielzahl solcher Reize. Zum einen handelt es sich dabei oft um normale körperliche Vorgänge, die von den meisten Menschen meist nicht als störend wahrgenommen werden (z.B.: Extrasystolen beim Herzschlag), zum anderen können körperliche Belastungen, starke Gefühle (große Freude oder Ärger), falsches Atmen oder Fehlernährung zu körperlichen Sensationen führen, die vom Patienten als bedrohlich wahrgenommen wer-den und einen Angstanfall hervorrufen.

# 1.3 Komplexe Angststörungen

Eine strikte Trennung zwischen rein lerntheoretischen Modellen und ko-gnitionspsychologischen Theorien ist seit langem obsolet. Nach Rescorla (1988) verlangt Lernen eine Beziehungsveränderung und eine Neuorientie-rung in der Komplexität der Welt. Es geht darum, Ereignisse in ihrer eigent-lichen Bedeutsamkeit und Relevanz wahrzunehmen und zu bewerten. In diesem Kontext entstanden drei Modelle, die eine grundlegende Bedeutung in der verhaltenstherapeutischen Schule erlangten. Diese Modelle spielen in der Behandlung von komplexen Angststörungen eine große Rolle.

- **„Modell der self-efficacy"** von A. Bandura (1976)
- **„Modell der Bewertungsprozesse"** von R.S. Lazerus (1981)
- **„Theorie assoziativer Netzwerke"** von P. Lang (1979-1993)

Nach dem 1976 von Bandura entwickelten **„Modell der self-efficacy"** (Selbstwirksamkeit bzw. Selbsteffizienz) entwickelt eine Person zwei Typen von Erwartungen: Die Erwartung der Selbsteffizienz (*„Kann ich in einer bestimmten Situation ein bestimmtes Verhalten realisieren"*) und die Erwartung einer Verhaltenseffektivität (*„Bringt mir das gezeigte Verhalten auch den gewünschten Erfolg"*).

Die Erwartungen einer Selbsteffizienz sind für eine erfolgreiche Verhaltensänderung von ausschlaggebender Bedeutung. Die Annahme, bei einem Panikanfall völlig hilflos zu sein, weil man sich selbst ohnedies keine Veränderungskompetenzen zugesteht, wird bestätigt, wenn man den Panikzustand passiv durchlebt. Eine therapeutische Veränderung ist nur über eine veränderte Selbsteffizienz-Erwartungshaltung möglich.

In dem 1981 von Lazerus veröffentlichten **„Modell der Bewertungsprozesse"** wird die Selbstwirksamkeitserwartung noch erweitert, indem zusätzlich auf die Bewertung der wahrgenommenen externen und internen Stimuli genauer eingegangen wird. In der ersten Stufe wird angesichts einer Situation zunächst eine Bewertung der Gefahr (*„primary appraisal"*) vorgenommen (*Besteht eine Bedrohung oder nicht? So können ein beschleunigter Herzschlag oder der Anblick einer Spritze als gefährliche Situation bewertet werden*).

Auf der zweiten Stufe wird eine Einschätzung der eigenen Bewältigungsmöglichkeiten (*„second appraisal"*) vorgenommen (*Kann ich die Bedrohung bewältigen oder nicht?*).

Im Modell von Lazerus sind kognitive Prozesse der Bewertung mit den emotionalen Aspekten (z. B. Angst) und den Möglichkeiten zur Bewältigung belastender Situationen eng vernetzt. Das Modell beeinflusste die Überlegungen von Margraf & Schneider über die Wahrnehmung und Bewertung introzeptiver Stimuli bei der Panikstörung.

Nach dem **„Modell der assoziativen Netzwerke"** von Lang (1993) sind menschliche Emotionen eine wesentliche Determinante für kognitiv-psychophysiologische Repräsentationen. Informationen und Wahrnehmungen über externe und interne Ereignisse werden in Form assoziativer Netzwerke verarbeitet. Dabei unterscheidet Lang die Informationen über semantische Bedeutungen, über Merkmale einer komplexen Situation und über eigene Reaktionsmöglichkeiten. In etwas vereinfachter Weise lässt sich das Modell darstellen, wie in Abbildung 3 geschehen.

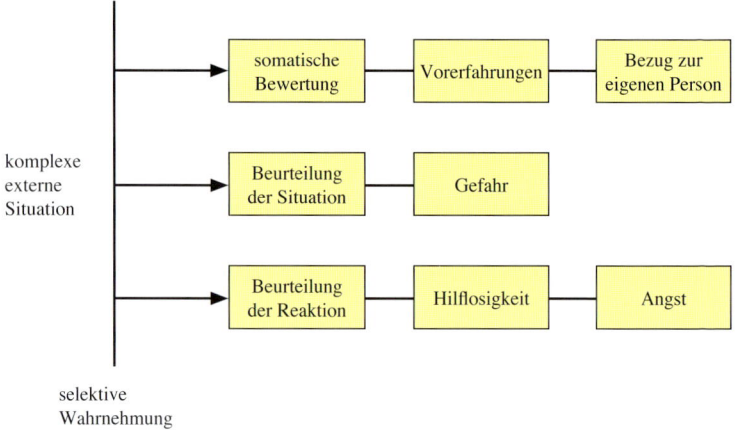

Abb. 3: Prinzip der Netzwerkstruktur der Emotionen (Lang 1993)

Generalisierte Angststörungen und komplexe Phobien (z.B. die soziale Phobie) machen eine Erweiterung der ursprünglichen Angstmodelle notwendig. Ätiologisch gesehen kommt gerade bei diesen Störungsbildern schwerwiegenden, negativen (traumatisierenden) Lebensereignissen („*life events*") große Bedeutung zu. Diesen muss daher auch in der Psychotherapie eine besondere Beachtung geschenkt werden. Insgesamt wurde in den erweiterten Modellen vermehrt die Tatsache in den Vordergrund gerückt, dass eine verzerrte Wahrnehmung, wie sie bei allen Menschen auftritt, die vermehrt unter Ängsten leiden, längerfristig zu einer falschen Realitätsbeurteilung der äußeren Welt führt (Modell von Beck).

Nach dem **Kognitiven Modell von Beck** entwickeln sich „*maladaptive Kognitionen*" im Sinne einer negativen Sicht der Welt und einer negativen Selbstannahme (Beck & Emery 1981):
- „*Ich bin hilflos und kann nichts dagegen machen.*"
- „*Ich werde von anderen Menschen ständig besonders kritisch beobachtet und darf mir keine Fehler erlauben.*"
- „*Die Welt ist gefährlich.*"

In einem weiteren Schritt kommt es zu einem starken Vermeidungsverhalten, um diesen vermeintlichen, stark verinnerlichten Gefahren auszuweichen. Die Folgen sind häufig Rückzug und soziale Isolation der Betroffenen, die eigene gesellschaftliche Leistungsfähigkeit kann nicht mehr erreicht und gelebt werden. Die Weiterentwicklung dieses Modells besteht darin, dass die tief verinnerlichten dysfunktionalen Schemata im therapeutischen Prozess identifiziert und bearbeitet werden müssen. Ein Expositionsverfahren ohne Berücksichtigung der zugrunde liegenden dysfunktionalen Schemata ist nachteilig.

Beck nimmt an, dass die dysfunktionalen Schemata bereits in früher Kindheit durch Modelllernen, Verstärkungsmechanismen, Erziehungsverhalten oder soziale Traumata erworben werden. Die Entwicklungsübergänge sieht Beck als sensitives Zeitfenster, in dem durch überzogene Erwartungen der Umwelt oder eigene soziale Überforderung die kognitiven Schemata weiter untermauert werden und im Gedächtnis gespeichert werden als unkonditionale Annahmen (*„Ich bin inkompetent."*) oder konditionale Annahmen (*„Wenn ich etwas sage, dann lachen mich alle aus."*). Durch die Therapie sollen Ereignisse anders wahrgenommen und neu bewertet werden (**kognitionsveränderndes Modell**).

Beck verwendet die Begriffe **„dysfunktionale Schemata"** und **„dysfunktionale Grundannahmen"** synonym, während Verhaltenstherapeuten wie J. Young zwischen den beiden Begriffen unterscheiden. Die **„dysfunktionalen Schemata"** stellen Absolutaussagen dar (z.B. *„Ich bin ein Versager"*), während dysfunktionale Grundannahmen sogenannte Ursache-Folge-Aussagen machen, wie z.B.:
*„…wenn ich jetzt zittere, dann halten mich alle für dumm."*
Die Definition des Begriffs **„Schema"** ist unterschiedlich. Beck versteht unter Schema generell jedes allgemeine organisierende Prinzip, das Menschen zu verstehen hilft, was in ihrem Leben geschieht. Für die Psychotherapie ist wesentlich, dass die vielfach früh im Leben entstandenen Schemata sich biographisch weiterentwickeln, um auf spätere Erlebnisse angewendet zu werden.

Young hat sich speziell mit den frühen maladaptiven Schemata (**Early Maladaptive Schema**) auseinandergesetzt. Für Young und Mitarbeiter (2008) sind frühe maladaptive Schemata schädigende emotionale und kognitive Muster, die früh in unserer Entwicklungszeit entstehen und unser ganzes Leben lang erhalten bleiben. Young zufolge ist das Verhalten eines Menschen nicht Bestandteil des Schemas selbst, sondern dysfunktionale Verhaltensweisen entwickeln sich in Reaktion auf ein Schema. Die **spezifische Schematherapie** dient der Behandlung komplexer psychischer Erkrankungen oder von Persönlichkeitsstörungen.

## 2. Allgemeiner Therapieplan in der Kognitiven Verhaltenstherapie von Angststörungen

Wie in allen Therapieschulen ist auch in der Kognitiven Verhaltenstherapie von Angststörungen der Aufbau einer vertrauensvollen und tragfähigen Therapeut-Patient-Beziehung eine unabdingbare Voraussetzung für das Gelingen einer Psychotherapie. Der verhaltenstherapeutische Ablauf bei der Behandlung der Angststörungen ist im Prozessmodell von Kanfer & Grimm (1981) wiedergegeben (Abb. 4).

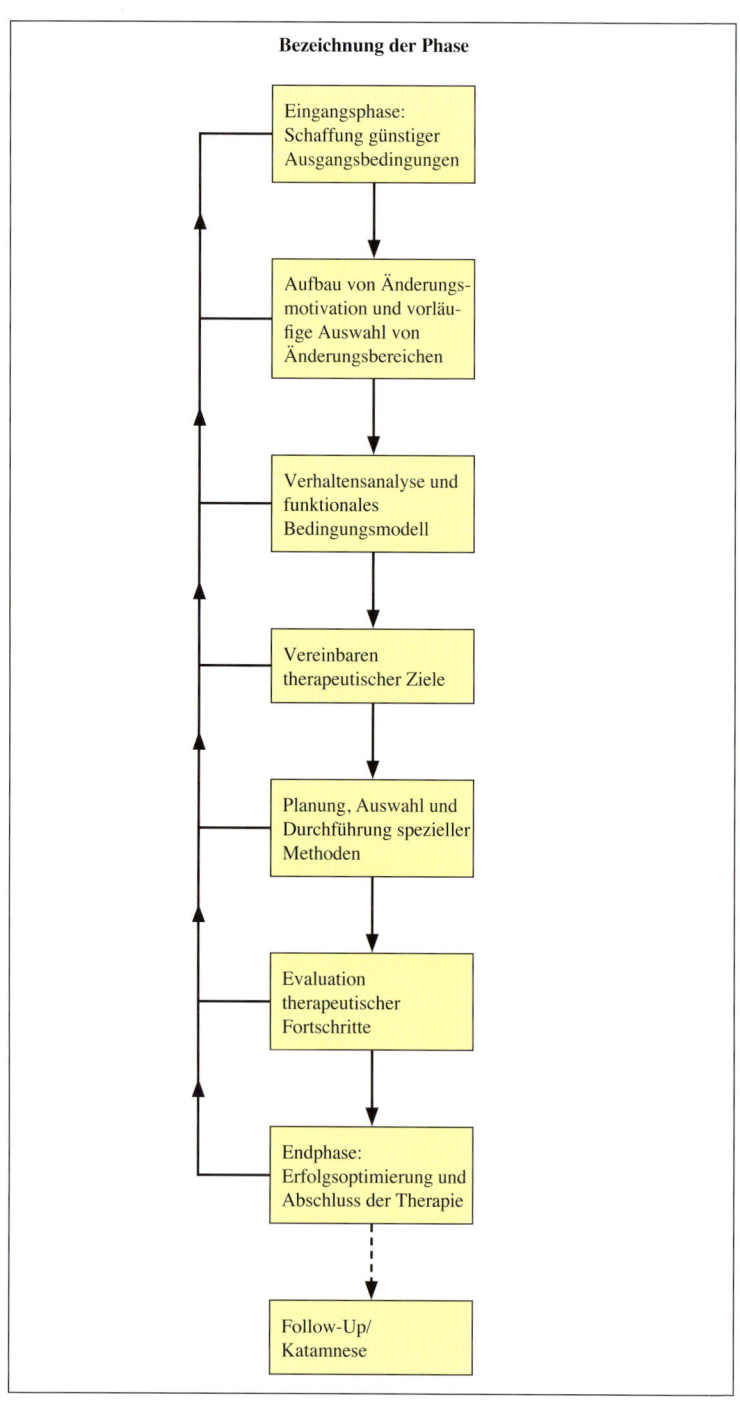

**Bezeichnung der Phase**

Eingangsphase: Schaffung günstiger Ausgangsbedingungen

Aufbau von Änderungs-motivation und vorläu-fige Auswahl von Änderungsbereichen

Verhaltensanalyse und funktionales Bedingungsmodell

Vereinbaren therapeutischer Ziele

Planung, Auswahl und Durchführung spezieller Methoden

Evaluation therapeutischer Fortschritte

Endphase: Erfolgsoptimierung und Abschluss der Therapie

Follow-Up/ Katamnese

Abb. 4: Prozessmodell der Therapie nach Kanfer & Grimm (1981)

Die erste Kontaktaufnahme dient der Klärung der Problemsituation des Patienten:
• Welche Beschwerden führen zum Therapeuten?
• Welche Erwartungshaltungen gibt es konkret an die Therapie?
• Wieso kommt der Patient jetzt?
• Was ist die Motivation?
• Ist Verhaltenstherapie für das Problem/den Patienten sinnvoll?

Die Rahmenbedingungen des therapeutischen Settings, die Möglichkeiten der Behandlung und die zeitlichen, finanziellen und räumlichen Strukturen sind zu klären. Bei der darauf folgenden Problemanalyse wird spezifisch auf einzelne, die Angstsymptomatik unterhaltende Problembereiche eingegangen. Wesentlich ist die Klärung und Einschätzung der Therapiemotivation des Patienten.
• Sind die Ziele und Veränderungswünsche realistisch?
• Ist der Patient aus eigenem Entschluss gekommen?
• Kommt der Patient auf Drängen der Angehörigen?
• Welche Vor- und Nachteile hat das Abklingen der geschilderten Problematik für den Patienten?

Im zweiten Schritt wird die vom Patienten geschilderte Problematik analysiert (**Problemanalyse**), wobei es zwei diagnostische Strategien zur Strukturierung der Problematik gibt. Eine gemeinsame Formulierung eines realistischen Therapieziels ist dabei im Auge zu behalten, wobei sich die Festlegung auf **Teilziele** als sinnvoll erweist.
• Die Zustandsanalyse setzt am gegenwärtigen, beklagten Zustand des Patienten an.
• Die Zielanalyse orientiert sich an den Wünschen und den Zielen des Patienten.

In der **Bedingungsanalyse** werden die Faktoren, die am Entstehen der Angststörung beteiligt sind und an der Aufrechterhaltung der Symptomatik Anteil haben, erhoben. Auf der Mikroebene erstellt man eine **funktionelle Verhaltensanalyse** und formuliert mit der sogenannten **S-O-R-K Verhaltensgleichung** verschiedene Faktoren, die bei einem problematischen Verhalten zusammenspielen.
• **S** steht dabei für Stimulus (auslösende Situation)
• **O** für die Organismusvariable (biologische Bedingungen des Verhaltens)
• **R** für die Reaktion auf S (Verhalten in Abhängigkeit des auslösenden Stimulus)
• **K** für die sich daraus abzuleitenden Konsequenzen (kurz-, mittel- und langfristige Konsequenzen werden unterschieden)

Auf der Makroebene kann man im Sinne einer **multiplen Bedingungsanalyse** noch größere Zusammenhänge der miteinander interagierenden

Faktoren darstellen, was einen erweiterten Blick auf die Problemanalyse ermöglicht (Tabelle 1).

| Problemanalyse auf Makroebene | Problemanalyse auf der Mikroebene |
|---|---|
| **Genese der psychischen Störung** Benennung der wichtigsten disponierenden, auslösenden und verlaufsbestimmenden Faktoren und Entwicklungsaufgaben | **(1) Auswahl der konkreten Verhaltensweisen für die Problemanalyse** |
| **Aufrechterhaltung der psychischen Probleme:** Zusammenhang der wichtigsten aktuellen Faktoren | **(2) Funktionales Bedingungsmodell (Verhalten in Situationen)** Zusammenhang zwischen konkreten Verhaltensweisen und vorhergehenden und nachfolgenden Bedingungen |
| **Die wichtigsten Ressourcen** | **(3) Kognitive Analyse** Zusammenhang zwischen konkreten Verhaltensweisen und übergeordneten Schemata / Plänen |
| **Kooperationsfähigkeit, Behandlungsmotivation, initialer Auftrag** | |
| **Indikationsüberlegungen** zu Behandlungsrahmen (stationär/ambulant), -Setting (Einzel-/andere Settings) und Behandlungsschwerpunkt | **(4) Interaktions- und Systemanalyse** Zusammenhang zwischen konkreten Verhaltensweisen und Familien- und Umfeldsituation |
| Allgemeine Ziele der Diagnostik und Behandlung (bezogen auf Patient und Familie): - unmittelbar – die kommenden 2 Wochen - kurzfristig – die kommenden 2 Monate - mittelfristig – das nächste ½ Jahr - langfristig – die gesamte Therapie | |

Tab. 1: Problemanalyse auf der Makro- und auf der Mikroebene

Aufbauend auf der Problem- und Bedingungsanalyse kann gemeinsam mit dem Klienten ein Erklärungsmodell der Angst unterhaltenden Symptomatik entwickelt werden (**funktionales Bedingungsmodell**). Dabei werden die Gedanken, Gefühle und körperliche Reaktionen des Patienten in den problematischen Situationen (z.B. während einer Panikattacke) genau hinterfragt. In dieser Phase erfolgt meist das Erkennen der kognitiven Fehler (z.B. *Falschannahmen über sich selbst, verzerrte Wahrnehmung der Umwelt*), die es im Laufe der Behandlung zu korrigieren gilt. Durch Verhaltensexperimente, wie der Hyperventilation, können eine der Panikstörung entsprechende Symptomatik hervorgerufen werden. Dadurch kann dem Patienten der Zusammenhang zwischen körperlichen Reaktionen (Schwindel, Herzrasen, Parästhesien u. a.) und falscher Atmung aufgezeigt werden. Vermittelt werden soll, dass eine gewisse Kontrolle über den *„Teufelskreis der Angst"* möglich ist, wenn der Patient lernt, diesen auf einer der betroffenen Ebenen (kognitiv, körperlich, emotional) zu unterbrechen.

Im nächsten Schritt erfolgt die Planung, Auswahl und Durchführung spezieller Methoden zur Erreichung der Teilziele. Dieser Prozess muss immer wieder evaluiert werden, da er gleichzeitig auch einer therapiebegleitenden Diagnostik dient. Das Aufzeigen der Veränderungen von Beginn der Therapie bis zum evaluierten Zeitpunkt hilft den Patienten, positive Veränderungen bewusst wahrzunehmen und den eigenen Leistungen die gebührende Anerkennung einzuräumen (z.B. bestimmte Situationen nicht mehr zu vermeiden).

Die Endphase der Therapie von Angststörungen dient der Erfolgsoptimierung (z.B. Stabilisierung therapeutischer Fortschritte, Arbeit an den weiteren therapeutischen Ansatzpunkten, Erlernen von Selbstmanagement als Prozess) und dem schrittweisen Abschluss der Therapie. Dabei ist auch die Rückfallprävention zu berücksichtigen.

# 3. Allgemeine Techniken zur Angstbehandlung in der Verhaltenstherapie

In diesem Abschnitt werden die wichtigsten Methoden der Verhaltenstherapie dargestellt, die im Rahmen der Behandlung von Angststörungen zum Einsatz kommen. Die einzelnen Techniken sind dabei als *„flexible Werkzeuge"* des Therapeuten zu verstehen, die sich keinesfalls gegenseitig ausschließen, sondern idealer Weise als komplementäre Zugänge gesehen werden sollten. Komplexe Problemstellungen verlangen eine konstruktive Kombination unterschiedlicher methodischer Zugänge. Den Techniken ist gemeinsam, dass sie in einem komplexen Therapieprozess angewendet werden und lediglich einen der Bausteine zum Gelingen einer psychotherapeutischen Behandlung darstellen.

In der verhaltenstherapeutischen Behandlung von Angststörungen unterscheidet man folgende **Konfrontations- und Bewältigungsverfahren**, die sich meist gegenseitig ergänzen:
• Systematische Desensibilisierung (mit Entspannungstechnik)
• Konfrontation und Reaktionsverhinderung (Expositionsverfahren)
• Kognitive Umstrukturierung
• Training der Selbstsicherheit in angstauslösenden Situationen (Soziales Kompetenztraining)

Zu den **relativen Kontraindikationen** in der Anwendung der spezifischen verhaltenstherapeutischen Techniken zur Angstbewältigung zählen organische und psychische Erkrankungen. Letztlich ist bei jedem Patienten individuell abzuwägen, welche Therapietechnik modifiziert oder unmodifiziert eingesetzt werden kann.

| Organische Erkrankungen |
| --- |
| erhöhtes Herzinfarkt- oder Schlaganfallsrisiko |
| spezifische Erkrankungen des Herz-Kreislaufssystems |
| starkes Asthma |
| **Psychische Erkrankungen** |
| schwere Depression |
| akute psychotische Zustände |
| Suizidalität |
| Alkohol- und Drogenabhängigkeit ohne relativ stabile Abstinenz (oder stabile Substitution) |
| ausgeprägte Persönlichkeitsakzentuierungen bzw. -störungen (z.B. emotional instabile Persönlichkeitsstruktur, ausgeprägte Impulskontrollstörung) |

## 3.1 Systematische Desensibilisierung

J. D. Wolpe (1969) entwickelte in den 1950er Jahren das Therapieverfahren der Systematischen Desensibilisierung (SD). In der SD werden Therapiebedingungen geschaffen, unter denen ein Patient lernen kann, sich gefürchteten Situationen langsam wieder anzunähern. Die stufenweise Annäherung orientiert sich dabei ganz individuell an der subjektiv erlebten Angst. Voraussetzungen für die Durchführung des Verfahrens sind die Erstellung einer individuellen Item-Hierarchie der angstauslösenden Situationen, das Einüben eines angstantagonistischen Verfahrens (zumeist der **Progressiven Muskelrelaxation** nach Jacobson, 1938) und die stufenweise Darbietung der angstauslösenden Items unter Entspannung. Der Einsatz der **Progressiven Muskelentspannung** hat sich deshalb als besonders vorteilhaft erwiesen, da diese Methode relativ rasch erlernbar und sehr flexibel einsetzbar ist. Das zugrunde liegende Prinzip besagt, dass es unmöglich ist, gleichzeitig entspannt zu sein und Angst zu haben (reziproke Hemmung).

Zur Erstellung der **Angsthierarchie** werden die Daten aus der Exploration, aus verschiedenen Angstfragebögen und der Verhaltensbeobachtung herangezogen. Der Patient stuft die Situation, in der die größte Angst empfunden wird, mit der Zahl 100 (entspricht 100% Angst) ein, alle weiteren Situationen mit einer dementsprechend niedrigeren Prozentzahl. Bei Angstzuständen mit komplexer Thematik besteht zumeist die Notwendigkeit mehrere Angsthierarchien zu erstellen.

Damit eine Desensibilisierung gelingen kann, ist es notwendig, dass sich der Patient die einzelnen Situationen lebhaft vorstellt. Ursprünglich hatte Wolpe dieses Verfahren ausschließlich für die **Vorstellung der Angstinhalte** entwickelt, erst im zweiten Schritt wurde die Konfrontation mit der realen angstbesetzten Situation ergänzt. Wird ein spezielles Item auch nach häufiger Präsentation weiterhin angstvoll erlebt, dann muss zumeist in kleineren Schritten gearbeitet werden und ein Zwischenitem erstellt werden. Die Dauer einer Desensibilisierungssitzung macht zumeist nur einen Teil einer Therapiestunde aus, es können bis zu fünf Items pro Sitzung bearbeitet werden. Wichtig ist, immer mit einer vom Patienten angstfrei erlebten Konfrontation zu schließen, oder aber mit einer imaginierten Ruheszene. Bei der SD bewältigt der Patient aktiv die Angst, in der er sich bei der Konfrontation mit dem angstbesetzten Reiz zu entspannen lernt.

Eine weitere Variante der SD ist die Bearbeitung der Angst in der Realität – eine **systematische Desensibilisierung in vivo**. Dabei werden meist nur Items ausgewählt, die der Patient schon in der Vorstellung erfolgreich bewältigt hat. Unter bestimmten Umständen kann man auch gleich eine SD in vivo durchführen ohne zuvor mit imaginierten angstbesetzten Items zu arbeiten. Dies ist zum Beispiel bei Kindern unter zehn Jahren häufig der Fall.

| Wirkmechanismen der Systematischen Desensibilisierung |
|---|
| reziproke Hemmung (Entspannung vs. Anspannung) |
| Löschung (längerfristige Verminderung einer Reaktion) |
| soziale Verstärkung (vom ängstlichen Vermeiden zum aktiven sich Wehren) |
| Habituation (Gewöhnungseffekt), eher fraglicher Mechanismus |

## 3.2 Expositionsverfahren

Der Begriff „Exposition" („*exposure*") bezeichnet die Darbietung einer vom Patienten gefürchteten Situation ohne Entspannungsübung (Hofmann & Hoffmann 2008). Das theoretische Erklärungsmodell bezieht sich vor allem auf die Löschung von Angst und Vermeidungsverhalten durch die wiederholte Konfrontation und das Aushalten der Angst bis zu deren Verschwinden.

• **Exposition in sensu** – Präsentation in der Vorstellung
• **Exposition in vivo** – Präsentation in der Realität

Bei dem Expositionstraining gibt es verschiedene Variationsmöglichkeiten:
• Dauer der Konfrontation
• Geschwindigkeit der Darbietung einer Situation
• Anleitung durch ein Modell (z.B. auch in Gruppen möglich)
• Instruktionen über selbstkontrollierte Exposition zwischen den therapeutischen Sitzungen

Der Begriff der **Reaktionsverhinderung (response prevention)** meint die Verhinderung des Vermeidungsverhaltens. Dies ist bei Konfrontationsverfahren zumeist notwendig, da Patienten fast immer auf automatisierte Verhaltensmuster zurückgreifen, die eine Konfrontation verhindern.

Eine spezielle Form der Exposition ist das sogenannte **Flooding (Reizüberflutung)**. Hier wird der gefürchtete Reiz bereits am Anfang der Therapie sehr rasch und intensiv dargeboten. Bei dem gefürchteten Item handelt es sich um das **„Top-Item"**, also der am meisten gefürchtetsten Situation. Es werden theoretische Erklärungsmodelle wie die *Habituation von Angst* (über lange Darbietungszeiten), Theorien der *Löschung* oder *kognitiven Umstrukturierung* diskutiert. Im Gegensatz zur systematischen Desensibilisierung durchlebt der Patient die Angst passiv. Er macht so die Erfahrung, dass die katastrophisierten Erwartungen nicht eintreten (z.B. *„Ich bekomme eine Herzinfarkt."* oder *„Der Turm, auf dem ich stehe, stürzt ein."*)

Das Verfahren der **Implosion** beinhaltet hingegen ausschließlich vorgestellte Konfrontationen mit gefürchteten Situationen. Die einzelnen Szenen werden dabei meist übertrieben und nicht der Realität entsprechend präsentiert, wobei sogar psychodynamische Grundlagen und Interpretationen der einzelnen Szenen therapeutisch miteinbezogen werden können.

# 3.3 Kognitive Umstrukturierung

Die Methode der kognitiven Umstrukturierung setzt bei der Identifikation der **dysfunktionalen Grundannahmen** und Schemata an, die im Therapieverlauf verändert werden sollen. Patienten, die von den ihre Angst begleitenden Gedanken und Gefühlen berichten, geben an, dass sie sich der Tatsache bewusst sind, dass ihre kognitiven Vorgänge die Wahrnehmung der Realität verzerren und behindern. Sie fühlen sich aber nicht in der Lage, diese Verzerrungen zu kontrollieren oder zu korrigieren, was die Angststörungen aufrecht erhält.

Die auf diese Problematik angewandten kognitiven Techniken sind aktive, zeitlich begrenzte (maximal 20 Sitzungen) und stark strukturierte Methoden:
• Identifikation der gestörten Konzeptbildungen
• Aktive Überprüfung der Annahmen

- Korrektur der negativen Gedanken
- Beeinflussung von Gefühlszustand und Verhaltensmuster

Beck beschreibt einige der charakteristischen Wahrnehmungsirrtümer (sog. **Kognitionsfehler**), die bei der kognitiven Therapie bearbeitet werden (Hautzinger 2000):
- Alles- oder nichts- Denken (Perfektion versus totales Versagen)
- Übertreibende Verallgemeinerungen (ein negatives Erlebnis steht für alle zukünftigen)
- geistiger Filter (negative Details werden wahrgenommen, der Rest ignoriert)
- Abwehr des Positiven (positive Erfahrungen zählen nicht)
- voreilige Schlussfolgerungen (negative Interpretationen werden gleich vorweggenommen)
- Über-, Untertreibung und emotionale Beweisführung (negative Gefühle bestätigen negative Bewertung von außen)

Das Bewusstwerden der dysfunktionalen kognitiven Grundannahmen erfolgt über **sokratische Gesprächsführung** und über das **Führen von Tagesprotokollen**, in die Häufigkeit und Inhalte negativer Gedanken eingetragen werden. Wenn diese negativen automatischen Gedanken mit dem Patienten erarbeitet wurden, folgt ein Prozess der aktiven Umformulierung dieser Gedanken, die inhaltlich durch alternative, rationalere Gedanken ersetzt werden sollen (**kognitives Neubenennen**). Zwischen den einzelnen Sitzungen erhält der Patient „**Hausaufgaben**", in denen er die besprochenen Veränderungen in einer Art Experiment erproben und üben kann. Hausaufgaben sind ein konstanter Baustein aller kognitiven Therapien, die einzelnen therapeutischen Techniken können aber durchaus variieren.

| „Hausaufgaben" für den Patienten |
|---|
| Verschiedene Arten der Selbstbeobachtung |
| Verfassen und Durchführen von Übungsprotokollen bestimmter Techniken |
| Analysen von Erfahrungen |
| Stimmungsbeurteilungen |

## 3.4 Training der Selbstsicherheit in angstauslösenden Situationen – Soziales Kompetenztraining

Die verschiedenen Modelle von Trainings in Selbstsicherheit sind komplexe verhaltenstherapeutische Programme, bei denen unterschiedliche Techniken zum Einsatz kommen. Als Begründer des Ansatzes wird A. Salter (1949) angesehen, der in seinem Buch „**Conditioned Reflex Therapy**" den ängstlich gehemmten Menschen als eine unsichere Persönlichkeit beschreibt, die nicht spontan sein kann und Schwierigkeiten hat, die eigenen Gefühle auszudrücken oder nach den eigenen Bedürfnissen zu leben. Der selbstsichere Mensch hingegen ist ehrlich, spontan, offen im Gefühlsausdruck und in der Lage, flexibel unter Berücksichtigung der eigenen Bedürfnisse zu handeln.

Salter entwickelte zum Aufbau von Selbstsicherheit ein **„Expressives Training"**, das von nachfolgenden Therapeuten als Basis für die Gestaltung der Trainingsprogramme zur Sozialen Kompetenz verwendet wurde.

| Expressives Training |
|---|
| stark strukturiert |
| zeitlich begrenzt |
| meist in Gruppentherapien angewendet |
| beschäftigen sich mit dem Erwerb folgender Schwerpunkte:<br>- Fähigkeit, „Nein" zu sagen<br>- Bitte, Wünsche und Forderungen äußern können<br>- positive und negative Gefühle benennen können<br>- Gespräche beginnen, fortführen, beenden können<br>- sich vor Anderen darstellen können |

Die Trainings richten sich vor allem an Menschen mit spezifischen sozialen Ängsten (z.B. *Redeangst, Errötungsphobien*), aber auch an Personen mit generalisierten Formen der Angst in Kontaktsituationen, oft in Kombination mit psychosomatischen Störungen und leichtgradigen sekundären Depressionen (Asleben, Hand 2006).

Das Training umfasst eine Reihe von Techniken:
• Bedingungsanalysen (Mikro- und Makroanalysen)
• Wahrnehmungs- und Diskriminationstraining
• Planen und Durchführen von Hausübungen zwischen den Sitzungen
• Expositionsübungen im offenen (außerhalb der Praxis) und geschlossenen Raum (in der Gruppe, mit dem Therapeuten)
• Entspannungstechniken
• Rollenspiele im geschützten therapeutischen Setting
• Selbstverbalisationstraining zur Angstbewältigung (Aufbau positiver Gedanken)
• Training zur bewussten Beachtung
• Problemlösetraining zur Verbesserung von Stressmanagement und Entwicklung von Verhaltensregeln, um besser mit Angst und Stress umgehen zu können

Die Rollenspiele können zu verschiedenen Themenbereichen vorgegeben werden, wie zum Beispiel das eigene Recht durchzusetzen, die Beziehungsgestaltung im privaten Bereich oder der Versuch über angemessenen Ausdruck von Wünschen oder Forderungen eigene Ziele verwirklichen zu können (um Sympathie werben).

# 4. Techniken zur Behandlung von spezifischen Angsterkrankungen

Generell laufen Kognitive Verhaltenstherapien (KVT) in dem wie oben beschriebenen Phasenmodell nach Kanfer & Grimm (1981) ab. Im folgenden Abschnitt soll auf die Besonderheiten in der Behandlung der verschiedenen Angststörungen eingegangen werden.

## 4.1 KVT der spezifischen Phobien

Bei den spezifischen Phobien liegt der Fokus auf einem bestimmten Reiz (z.B. Tiere, Spritzen, Höhe, u.a.). Bei einigen der spezifischen Phobien kommt dabei auch noch das Gefühl des Ekels dazu (z.B. Insektenphobie), was ebenfalls therapeutisch zu berücksichtigen ist. Nach einer Klärung der Problematik (z.B. Hundephobie) wird auf die Entstehungsgeschichte der Phobie ein besonderes Augenmerk gelegt. So macht es einen Unterschied, ob der Patient eine schlechte Erfahrung mit dem gefürchteten Objekt gemacht hat (z.B. vorausgegangener Hundebiss), oder ob die Ängste aufgrund von Erziehung (kulturelle Aspekte oder Ängste der Eltern) und durch Modelllernen entstanden sind. Wesentlich ist auch die Abklärung, inwieweit die spezifische Phobie die Lebensführung beeinträchtigt und behandlungsbedürftig ist. So ist zum Beispiel eine Schlangenphobie nicht unbedingt behandlungsbedürftig, wenn der Patient nie mit Schlangen in Berührung kommt.

Als **Erklärungsmodell** für die Entstehung der starken Angstreaktion wird neben den möglichen verursachenden biographischen Faktoren das Teufelskreismodell von Margraf und Schneider (s.o.) zur Veranschaulichung herangezogen.

Die **Auseinandersetzung** mit den realen Beschaffenheiten einer Sache (Situation, Tier, Gegenstand) hilft, die unrealistischen Befürchtungen zu relativieren. Alleine die verbale und visuelle Auseinandersetzung mit der gefürchteten Sache führt zu einem gewissen Gewöhnungseffekt. Ein häufiger kognitiver Fehler ist die Generalisierung der Gefährlichkeit der phobisch besetzten Sache. Neben der Differenzierung der emotionalen Bedeutsamkeit des gefürchteten „Objekts" wird gemeinsam mit dem Patienten ein Plan erstellt, der erlaubt, das Phobieobjekt gezielter zu beeinflussen und somit auch dessen Verhalten (Auswirkungen) konkreter und vorhersagbarer zu machen. Um die bisherigen Bewältigungsversuche des Patienten (meist Flucht, Vermeidung oder Hyperaufmerksamkeit) gezielt abzubauen, wird vor der Exposition eine Schwierigkeitshierarchie erstellt. Die eigentliche Exposition verläuft meist graduell, in langsam schrittweiser Annäherung an das Phobieobjekt (z.B. durch Verringerung der Nähe zum Objekt bis zur Berührung). Durch Gewöhnung und Erhöhung der Angsttoleranz soll eine Neubewertung des Objektes und der erwarteten Befürchtungen erfolgen. Dies trägt wesentlich zur emotionalen Entlastung des Patienten und zu einer Lebensführung bei, die nicht mehr durch das Phobieobjekt eingeschränkt ist.

## 4.2 KVT der Panikstörung und Agoraphobie

Die Panikstörung ist gekennzeichnet durch spontan auftretende starke Angstanfälle, die entweder situationsspezifisch oder -unspezifisch auftreten können. Bei der Agoraphobie ist die Angst an spezifische Situationen (z.B. Kaufhaus, U-Bahn, Menschenmengen) gebunden. Der Betroffene fühlt sich hilflos und meint, nicht rasch genug zu einem „sicheren Ort" gelangen zu können. In ausgeprägtester Form kann es zu einem massiven Angstanfall (Panikattacke) kommen.

Das **Modell** des Teufelskreises der Angst von Margraf und Schneider soll dem Patienten anschaulich vermitteln, wie die typische Symptomatik eines Angstanfalles zustande kommt und aufrechterhalten wird. Neben diesem Angstmodell ist auch das Stressmodell eine anschauliche Erklärung für Patienten mit Angstanfällen. Das Stressniveau des Einzelnen ist unterschiedlich hoch, durch die uns im Alltag begegnenden Faktoren (Frustrationen, Aufregungen jeder Art, chronischen Stress u.a.) kann die Stresstoleranz deutlich vermindert und das Angstniveau erhöht sein, was wiederum Panikattacken auslösen kann, ohne dass der Betroffene einen speziellen Anlass benennen kann.

Die **verhaltenstherapeutische Behandlung** setzt hier vor allem auf Verhaltensexperimente (z.B. Hyperventilationstest), der veranschaulicht, wie körperlichphysiologische Symptome willkürlich hervorgerufen werden können. Die Identifikation der Auslöser von Panikattacken und der aufrechterhaltenden Bedingungen wird oft durch das Führen von Tagesprotokollen erleichtert. In der Phase des Angstanstieges können bereits Bewältigungsstrategien (z.B. Aufmerksamkeitsfokussierung auf externe Reize) geübt werden. Dysfunktionale Kognitionen werden identifiziert und neu bewertet, mit einer graduellen Reizkonfrontation wird begonnen. Dabei soll der Patient auf die in der Therapie erworbenen positiven Selbstinstruktionen zurückgreifen. Die Technik des Entkatastrophisierens beinhaltet ein genaues Hinterfragen der befürchteten Konsequenzen der Panikattacken ("*Ich werde* *verrückt!"*; *„Ich werde vor all diesen Leuten hilflos zusammenbrechen!"*; u.a.). Gemeinsam wird eingeschätzt, wie wahrscheinlich diese Vorstellungen real werden können. Die am meisten gefürchtete Situation wird in der Fantasie gemeinsam durchgespielt. Mit zunehmender Reizexposition soll die Angsttoleranz erhöht werden und mithilfe der Angstbewältigungsstrategien soll der Patient lernen, Befürchtungen unter Kontrolle zu halten.

## 4.3 KVT bei Hypochondrie und Krankheitsangst

Die Angst vor gefährlichen Krankheiten und dem Tod gehört zu den Urängsten der Menschheit. Bei der Hypochondrie steht die Angst oder Überzeugung, an einer schweren körperlichen Erkrankung zu leiden, im Vordergrund, ohne dass eine derartige Befürchtung durch einen medizinischen Befund gestützt wird. Die Belastung durch Sorgen und Ängste, an einer Erkrankung (wie z.B. Karzinom, AIDS, Multiple Sklerose) zu leiden, kann mitunter zu erheblichen Beeinträchtigungen in der Lebensgestaltung führen. Im schlimmsten Fall kommt es zu Arbeitsunfähigkeit oder schwerer Depression. Übergänge zu einem wahnhaften Verlauf sind möglich. Nachfolgende Ausführungen beschränken sich auf leichte Formen der Krankheitsangst, die verhaltenstherapeutischen Techniken zugänglich sind (Bleichhard & Weck 2010).

**Auslöser** der Ängste sind körperliche Empfindungen, Veränderungen oder Beschwerden, die als Symptom der befürchteten Krankheit interpretiert werden. Auffallend ist ein ausgeprägtes Rückversicherungsverhalten mit überaus häufigen Arztbesuchen.

| Auslösende Faktoren |
| --- |
| Erkrankungen bzw. Todesfälle eines Familienmitglieds oder Freundes |
| Erfahrungen mit Unzulänglichkeiten des medizinischen Systems (Fehldiagnosen) |
| negative Lebensereignisse wie Trennungen |
| chronischer Stress am Arbeitsplatz |

Zu den aufrechterhaltenden Bedingungen zählen die somatosensorischen Verstärkungen mit besonderer Aufmerksamkeit für unangenehme Empfindungen und negativer kognitiver Bewertungen von körperlichen Empfindungen, was zum bereits beschriebenen Teufelskreis der Angst führt.

Die **Rückversicherung beim Arzt**, dass körperlich alles in Ordnung ist, stellt für diese Patienten die effizienteste Methode der Angstreduktion dar. Oft wird aber auch auf das sogenannte **„Bodychecking"** (Kontrollieren des Körpers) durch Familienmitglieder und Freunde zurückgegriffen, bestimmte Tätigkeiten werden sicherheitshalber unterlassen.

Für die Hypochondrie gibt es fünf verschiedene **kognitiv-behaviorale Therapieansätze** (von Keller 1986, Barsky et al. 1988, Warwick & Salkovskis 2001, Furer et al. 2001, Rief & Hiller 2010), die sich nicht wesentlich voneinander unterscheiden. Es gibt nur unterschiedliche Gewichtungen, die beispielsweise der kognitiven Umstrukturierung oder der Reizexposition beigemessen werden. Hervorzuheben ist allerdings der Ansatz von Rief & Hiller (2010), die zusätzlich auch Biofeedback zur Demonstration psychophysiologischer Zusammenhänge einsetzen.

| Kognitiv-behaviorale Therapiestrategien der Hypochondrie |
|---|
| Aufmerksamkeitslenkung |
| Entspannungstechniken |
| Kognitive Umstrukturierung (Identifikation und Reattribution dysfunktionaler Annahmen und automatischer negativer Gedanken) |
| Veränderungen von aufrechterhaltenden Faktoren (graduierte Reizexposition, Ablenkungsstrategien) |
| Rückfallprophylaxe |

## 4.4 KVT der generalisierten Angststörung

Patienten mit generalisierter Angststörung klagen häufig über Schlafstörungen, Anspannung oder Nervosität. Dabei erwähnen sie sehr oft gar nicht die ständig quälenden Sorgen und Ängste, was eine Diagnosestellung schwierig machen kann. Thematisch unterscheiden sich die Ängste der Patienten kaum von Alltagssorgen, die jedermann kennt, weshalb sich oft kein Krankheitsgefühl entwickelt. Dabei beschäftigen sich diese Menschen bis zu zehn Stunden täglich mit ihren Sorgen, was weit über ein normales Ausmaß hinausgeht und die normale Lebensführung mitunter massiv belastet.

Das *„Teufelskreismodell der Angst"* wird bei der generalisierten Angststörung zu einem **Drei-Faktoren-Modell** erweitert:
**Faktor 1** ist die bereits bestehende Vulnerabilität (*genetisch bedingte Ängstlichkeit, Lernerfahrungen, Modellerfahrungen und eigene Erfahrungen*), die zum Aufbau von dysfunktionalen kognitiven Schemata (*z.B. geringe Kompetenzerwartungen, geringe Kontrollierbarkeit, hohe Bedrohlichkeit u.a.*) führt.

**Faktor 2** ist der Auslöser für die Angststörung (*ein schwieriges Lebenser-eignis, chronischer Stress mit Überforderung, Krankheit oder Schmerzen*), was letztlich die Angststörung aufrecht erhält.

**Faktor 3** steht für die aufrechterhaltenden Bedingungen (*Aufmerksam-keitsverschiebungen und Interpretationen der wahrgenommenen Reize als bedrohlich*), was zur Entstehung und Aufrechterhaltung des Gefühls der Sorge und der ängstlichen Grundgestimmtheit beiträgt (Becker, Margraf 2007).

Gerade bei der generalisierten Angststörung muss ausreichend viel Zeit für die Erläuterungen des Entstehungsmodells der Angst, sowie deren Auf-rechterhaltung (funktionelle Bedingungsanalysen) aufgebracht werden.

Zusätzlich zu den bereits beschriebenen verhaltenstherapeutischen Metho-den, wie kognitive Techniken, Konfrontationsverfahren, Entspannungstech-niken und Training der sozialen Fertigkeiten, gibt es drei weitere **spezielle Behandlungsstrategien**.

Borkovec (1988) hat die Methode der **Coping Desensitization** entwickelt. Dies ist eine spezielle Desensibilisierungsmethode, in der kognitive und verhaltenstherapeutische Elemente kombiniert werden. Dabei werden die mit Angst assoziierten Gedanken vom Patienten zu Hause in „kleinen Ex-perimenten" getestet. Die dabei entstehende Angst wird durch Entspan-nungsmethoden reduziert und mit alternativen Gedanken im Sinne einer kognitiven Umstrukturierung kombiniert.

Im Ansatz von Barlow (1993) werden Entspannung, kognitive Therapie, **Sorgenkonfrontation in sensu** und Konfrontation in vivo eingesetzt.

Bei der **Meta-Sorgen-Therapie** von Wells (1997) wird fast ausschließ-lich mit rein kognitiven Techniken gearbeitet. Hier gilt es primär „Meta-Sorgen" („Sorgen über die Sorgen") des Patienten zu identifizieren und den Patienten durch Verhaltensübungen zur Natur der Sorgen, sowie durch kognitive Umstrukturierung zu entlasten. Der Einsatz dieser Therapieform ist nur sinnvoll, wenn Meta-Sorgen eine wesentliche Bedeutung zukommt, was nur auf eine kleine Gruppe von Patienten zutrifft.

# 4.5 KVT der Sozialen Phobie

Die Kernsymptomatik von Patienten mit Sozialer Phobie ist die Überzeu-gung oder Erwartung, dass das eigene Verhalten oder körperliche Symp-tome von anderen Menschen als peinlich bewertet werden. Es kommt nicht nur zum Auftreten von Angst, sondern vor allem auch von Schamgefühlen und körperlicher Anspannung.

Die verhaltenstherapeutischen **Erklärungsmodelle** der Sozialen Phobie (Stangier et al. 2009) reichen von lerntheoretischen Ansätzen (*klassische Konditionierung durch negative/ traumatische soziale Erfahrung*) über bindungstheoretische Ansätze (*z.B. ängstlich-protektives oder ablehnendes Erziehungsverhalten der Eltern*) bis zu dem kognitiven Modell von Beck (*negative Selbstbewertungen bei perfektionistischen Leistungsstandards der Patienten*). Bei dem kognitiven Modell von Clarke & Wells (1995) steht die kognitive Selbstrepräsentation des Patienten im Mittelpunkt: Personen mit Sozialen Phobien konstruieren ein Bild von sich selbst, wie andere sie sehen, wobei diese Vorstellung entsprechend den negativen Erwartungen verzerrt ist. Dieses Bild ist visuell oder akustisch repräsentiert (wie etwa bei Angst vor dem Erröten, wo ein leuchtend rotes Gesicht mit entstellten Gesichtszügen vorgestellt wird).

Der **zentrale Mechanismus** zur Aufrechterhaltung der Sozialen Phobie ist die erhöhte Selbstaufmerksamkeit und die sogenannten Sicherheitsverhaltensweisen (wie zum Beispiel das Verstecken der gefürchteten Symptome), die analog zum Vermeidungsverhalten die dysfunktionalen Grundannahmen aufrechterhalten. Auch bei der Sozialen Phobie haben Fehlattributionen von Körperempfindungen eine wesentliche Verstärkerfunktion bei der Aufrechterhaltung der Störung.

Die Behandlung der Sozialen Phobie verläuft über das **5-Phasen Modell** nach Clarke & Wells (1995).

In **Phase 1** werden die unrealistischen Annahmen des Patienten in sozialen Situationen identifiziert (*„Ich verhalte mich unakzeptabel schwach, deshalb lehnen mich die anderen ab"*).

In **Phase 2** muss sich der Patient mit den Faktoren auseinandersetzen, die zur Stabilisierung und Aufrechterhaltung dieser unrealistischen Annahmen beitragen (*erhöhte Selbstaufmerksamkeit, Sicherheitsverhalten, Vermeidungsverhalten, bildhafte Vorstellungen*).

In **Phase 3** sollte es gelingen, die einseitige und verzerrte Informationsverarbeitung soweit zu verändern, dass der Patient sich den ersten vermiedenen Situationen stellen und korrigierende Erfahrungen machen kann.

In **Phase 4** können auch allgemeinere Annahmen und Schemata des Patienten, die als prädisponierende Faktoren die Entwicklung der Störung begünstigt haben (*wie negatives Selbstbild, Perfektionismus, überkritische Einstellungen*) benannt und korrigiert werden.

In **Phase 5** wird zuletzt eine Konsolidierung der in der Therapie vermittelten Strategie angestrebt, die den Patienten in die Lage versetzen soll, der Entwicklung von erneuten Symptomen entgegenzuwirken und Rückfälle selbst zu bewältigen.

# 5. Besonderheiten bei der verhaltenstherapeutischen Behandlung von Angststörungen im Kindes- und Jugendalter

Angststörungen gehören zu den häufigsten psychischen Erkrankungen im Kindes- und Jugendalter und bilden einen erheblichen Risikofaktor für psychische Störungen im Erwachsenenalter. Die Symptomatik der Angststörungen zeigt sich bei Kindern manchmal in leicht veränderter Symptomatik, so kommen neben Schwitzen, Zittern, Hyperventilation und Herzrasen gehäuft diffuse Bauchschmerzen hinzu. Auf der Verhaltensebene zeigt sich die Symptomatik oftmals durch Weinen, Weglaufen, Wutausbrüche oder Anklammern an die Bezugspersonen. Auf kognitiver Ebene beziehen sich die Ängste nicht ausschließlich auf das eigene Kranksein, sondern häufig auch auf andere wesentliche Bezugspersonen (*„Meine Eltern haben sicher einen Autounfall gehabt"*).

Klinisch lassen sich **vier Formen der Angststörung** im Kindes- und Jugendalter unterscheiden:
- Emotionale Störung mit Trennungsangst
- Phobische Störung
- Störungen mit sozialer Ängstlichkeit
- Generalisierte Angststörung

Ätiologisch werden im Kinder- und Jugendbereich die verhaltenstherapeutischen **Erklärungsmodelle** für Angststörungen durch zwei weitere für den Kinderbereich spezifische Angstmodelle ergänzt.

Das integrierte **„Behavioral-Inhibition-Attachment-Modell"** von Manassis & Bradley (1994) beschreibt als Prädisposition die „Behavioral Inhibition" (*ein Temperamentsmerkmal, das durch zurückgezogenes und scheues Verhalten in unvertrauten Situationen gekennzeichnet ist*) sowie einen unsicheren Bindungsstil (nach Bowlby 1982).

Das **kognitive Modell von Kendall und Ronan** (1991) konzentriert sich hingegen auf die aufrechterhaltenden Bedingungen der Angststörung. Das Modell nimmt an, dass die Informationsverarbeitungsnetzwerke, die auf Gefahren und Bedrohungen reagieren, bei Kindern mit Angststörungen chronisch überaktiviert sind. Diese Kinder schätzen daher Gefahren höher ein, eigene Copingmöglichkeiten werden unterschätzt, katastrophisierende Gedanken und negative Selbstverbalisationen sind häufig.

Eine verhaltenstherapeutische **Behandlung** im Kindes- und Jugendalter setzt voraus, dass letztlich alle relevanten Informationen über Ängste (normale, pathologische) und Komponenten der Angst (Körpersymptome, Gedanken, Verhalten) in kindgerechter Vermittlung unter vermehrtem Einsatz von anschaulichem Bildmaterial erfolgen.

Neben der **Psychoedukation**, die dem Kind ermöglichen soll, eigene Symptome der Angst, sowie Bewältigungsstrategien benennen zu können, wird mit kognitiven Techniken gearbeitet. Es geht dabei erstmals darum, die Angst fördernden Gedanken zu identifizieren und einen Zusammenhang zu den Gefühlen herzustellen. Bei Jugendlichen wird mit der Gesprächstechnik des geleiteten Entdeckens, bei kleineren Kindern mit Bildern und deren Beschreibungen gearbeitet. So können Kinder beispielsweise zu formulierten Gedanken in einer Gedankenblase den passenden Gesichtsausdruck zeichnen. Das gleiche Verfahren wird auch beim Erarbeiten von alternativen positiven Gedanken angewendet.

Bei **Expositionsverfahren** müssen bei kleineren Kindern immer die Eltern eng in die Behandlung miteingebunden werden. Für Kinder bis zwölf Jahren wird eher eine graduierte Konfrontation mit Angst auslösenden Items empfohlen. Bei älteren Kindern ist auch das massierte Vorgehen möglich. Die Eltern werden im Sinne von Co-Therapeuten instruiert, um das richtige Verhalten in der Expositionssituation zu gewährleisten. Oftmals ist ein überbehütender Erziehungsstil festzustellen, der sich negativ auf den Therapieerfolg auswirken könnte. Das Erlernen von Entspannungsverfahren, das Durchführen von Hausübungen zwischen den Sitzungen und die Einübung von angemessenen sozialen Fertigkeiten (im Sinne des Sozialen Kompetenztrainings) unterscheidet sich nicht wesentlich von der Therapie im Erwachsenenalter.

# Angststörungen in Schwangerschaft und Postpartum

## Einleitung

Schwangerschaft und Geburt eines Kindes sind nach der Meinung der meisten Menschen glückliche Zeiten und die Gesellschaft erwartet, dass die junge Mutter, die die Belastungen der Schwangerschaft und Geburt überstanden hat und ein oft lang erwünschtes Kind in den Armen hält, von Glück erfüllt ist. Merkwürdigerweise erweisen sich diese Erwartungen, die die jungen Mütter auch an sich selbst haben, aber häufig als falsch. Vielmehr entwickeln viele werdende und junge Mütter in der Schwangerschaft und im Postpartum mehr oder weniger tiefgreifende psychische Störungen (Riecher-Rössler 1997 u. 2011).

Angststörungen liegen in der Schwangerschaft gleich häufig vor wie bei nicht schwangeren Frauen der selben Altersgruppe (Alder et al. 2011). Die weibliche Lebenszeitprävalenz von Angststörungen liegt bei 31 % (Cloitre et al. 2004), im zweiten Trimenon wird eine Inzidenz von 29,2 % gemessen (Andersson et al. 2006). Im Bereich der postpartalen Angststörungen finden sich insgesamt nur wenige Studien; Reck et al. berichten 2008 erstmals für Deutschland von einer Prävalenzrate von 11 % für klinisch relevante Angststörungen.

Angststörungen in der Schwangerschaft können sich sowohl auf den Schwangerschaftsverlauf wie auch auf die postpartale psychische Adaptation der Mutter auswirken und zu längerfristigen Konsequenzen für die Entwicklung des Kindes führen. Hier gilt es eine komplexe Anlage-Umwelt-Interaktion zu betrachten, die zur familiären Transmission beiträgt und gleichzeitig die Vulnerabilität des Kindes für die Entwicklung anderer emotionaler und Verhaltensprobleme erhöhen kann. Deshalb ist eine frühzeitige Identifikation von Ängsten in der Schwangerschaft sowie deren Behandlung nicht nur für die betroffene Schwangere von großer Bedeutung (Alder et al. 2011). Allerdings finden wir weder in psychotherapeutischer, noch in psychopharmakologischer Hinsicht zur Behandlung von Angst in der Schwangerschaft ausreichende kontrollierte Studien.

Frauen erkranken deutlich häufiger an Angststörungen als Männer und da die Störung typischerweise im frühen Erwachsenenalter beginnt, sind Frauen im Postpartalzeitraum in besonderer Weise betroffen (Reck 2011). Auch hier kann sich die Störung nachteilig auf die Entwicklung eines stabilen mütterlichen Selbstvertrauens, auf die erste Bindung der Mutter an ihr Kind (Bonding) und die Mutter-Kind-Interaktion auswirken. Dabei leistet das von Brockington (z.B. 2004) entwickelte Konzept des mütterlichen Bondings einen zentralen Beitrag sowohl in der diagnostischen Einschätzung und Klassifikation, als auch zum Verständnis früher Störungen der Mutter-Kind-Beziehung. Brockington postuliert, dass es sich bei der Entwicklung eines Bonds zwischen Mutter und Kind um den wichtigsten psychologischen Prozess im Zeitraum nach der Geburt handelt. Nach Brockington beschreiben Bondingstörungen ein starkes und andauerndes Fehlen einer emotionalen Verbundenheit zwischen Mutter und Kind; sie gehen zumeist mit starken Scham- und Schuldgefühlen einher. Bondingstörungen können sowohl Auslöser als auch Folge einer z.b. ängstlichen Störung sein (Brockington 2004; Brockington et al. 2006). Dabei lassen sich nach Brockington Bondingstörungen in fünf Gruppen einteilen: von einer fehlenden emotionalen Verbundenheit der Mutter mit ihrem Kind bis hin zum pathologischen Ärger und Ablehnung des Kindes.

Es gilt also herauszustreichen, dass psychische Störungen, die in der Postpartalzeit auftreten, unter dem Aspekt der Primärprävention eine Sonderstellung einnehmen, da die mütterliche Psychopathologie den Säugling in einer hochsensiblen Phase der kindlichen Entwicklung trifft. Langfristige emotionale und kognitive Entwicklungsstörungen beim Kind sind die Folge (Hammen et al. 2003; NICHD 1999). Während in der somatischen Medizin Erkrankungen des Säuglings seit vielen Jahren in allen internationalen Diagnose- und Klassifikationssystemen ihren Platz haben und die Neonatologie eine anerkannte Subdisziplin der Pädiatrie ist, ist sowohl das Wissen um, als auch die Behandlung von psychischen Störungen und Erkrankungen im Säuglingsalter gering. Kliniken für Kinder- und Jugendpsychiatrie nehmen in der Regel Kleinkinder erst ab dem 3. Lebensjahr zur stationären Behandlung auf; das Kapitel V der ICD-10 beschreibt in den Abschnitten F8 (Entwicklungsstörungen) und F9 (Verhaltens- und emotionale Störungen mit Beginn in der Kindheit und Jugend) nur ansatzweise Störungsbilder, die sich bedingt auf Säuglinge beziehen. Dabei leben in der Bundesrepublik zwischen drei und vier Millionen Kinder von Eltern mit einer psychischen Erkrankung, das kindliche Störungsrisiko bei psychischen Auffälligkeiten der Eltern ist um den Faktor zwei bis drei gegenüber einer Vergleichsgruppe erhöht und 30 bis 45 % der Kinder in stationärer kinder- und jugendpsychiatrischer Behandlung (Remschmidt et al. 1994) haben einen psychisch kranken Elternteil. Erst in der jüngsten Zeit beginnt sich in Deutschland die Psychoneonatologie – als eine neue Subdisziplin der Kinderpsychiatrie – zu etablieren und von Gontard publizierte 2010 ein erstes deutschsprachiges Lehrbuch der Säuglingspsychiatrie.

Aus dem engen Zusammenhang zwischen der mütterlichen Erkrankung und den Entwicklungsbelastungen/Störungsrisiken für das Kind leitet sich die Notwendigkeit eines spezifischen Settings ab, das die Behandlung der postpartalen psychischen Erkrankung der Mutter mit der Prävention und gegebenenfalls Therapie der kindlichen Entwicklungsstörungen verbindet. Demgemäß sind für die Behandlung von Mutter und Säugling fachärztliche Kompetenzen sowohl im Bereich der Erwachsenenpsychiatrie und Psychotherapie als auch Kompetenzen in Diagnostik und Therapie von psychischen Störungen und Bindungsstörungen im Säuglingsalter zwingend indiziert und geboten. Mutter-Kind-Behandlungseinheiten (MKE) bieten nun die einmalige Möglichkeit, neben der Behandlung der psychisch erkrankten Mutter auch die für die kindliche Entwicklung und den Verlauf der mütterlichen Erkrankung bedeutende Mutter-Kind-Interaktion zu fördern, primärpräventiv tätig zu sein, bereits vorliegende Beziehungsstörungen beim Säugling zu behandeln und spätere psychische Erkrankungen beim Kind zu vermeiden (z.B. Reck et al. 2004). Hornstein argumentiert, dass sich diese Ziele nicht mit dem in der Geburtshilfe und Pädiatrie auch in Deutschland üblichen „Rooming-In" realisieren lassen (2001). Eine eigene bundesweite Erhebung (Turmes et al. 2007) erbrachte, dass der Bedarf an stationären Mutter-Kind-Behandlungsangeboten in der BRD erst zu 21 % gesichert ist. Wenn die singuläre Möglichkeit zur Primärprävention im Bereich der Psychiatrie bei einer sowohl unter biologisch-genetischen als auch unter psychosozialen Aspekten definierten Hochrisikogruppe genutzt werden soll, müssen Therapieangebote sich auch auf das Kind bzw. auf die frühe Mutter-Kind-Interaktion und -Beziehung erstrecken. Auch stellt die gemeinsame Behandlung von Mutter und Säugling einen nachdrücklichen protektiven Faktor hinsichtlich des Infantizids oder erweiterten Suizids dar und in Einzelfällen erfolgt eine Einschätzung der Erziehungsfähigkeit der Mutter und selten eine Trennung von Mutter und Säugling in Zusammenarbeit mit dem zuständigen Jugendamt (Hartmann 1997). Allerdings ist auch eine adäquate Finanzierung von Mutter-Kind-Einheiten dringend geboten (Turmes 2010): zum einen aus volkswirtschaftlichen Gründen (Folgekosten für die Unterbringung des Säuglings während des stationären Aufenthaltes der Mutter wie auch für die spätere Behandlung des nun ebenfalls schwer psychisch erkrankten Kindes entfallen); zum anderen aus medizinischen Gründen (auch wenn die Mutter Indexpatientin ist, liegt bei dem Säugling zu einem hohen Prozentsatz auch eine psychische Störung vor; die Behandlung der Mutter-Säugling-Beziehungsstörung verhindert Infantizide und erweiterte Suizide).

## Diagnostische Übersicht

## Angststörungen in der Schwangerschaft

Da Angststörungen in der Schwangerschaft ein häufiges, aber auch sehr heterogenes Phänomen darstellen, kann die vermeintlich glückliche und unbeschwerte Zeit rasch zum Martyrium werden. Belastete Schwangere stellen in der Schwangerschaftsbetreuung häufig eine Herausforderung dar, da zum einen eine Fülle an Symptomen beklagt werden, zum anderen die Schwangeren ein hohes Kontrollbedürfnis über einen nicht kontrollierbaren körperlichen Vorgang haben. Hierüber kann ein Teufelskreislauf mit einem erhöhten Sicherheits- und Schonverhalten und einer gesteigerten körperlichen Selbstaufmerksamkeit entstehen. Allgemein gilt festzuhalten, dass

50 % der Frauen in der Schwangerschaft eine Zunahme von Stress oder einzelnen psychischen Symptomen erleben (Heron et al. 2004). Angststörungen können sich im folgenden Kontext in der Schwangerschaft manifestieren (Alder et al. 2011):

• Es handelt sich um eine vorbestehende Störung.
• Die Symptome entwickeln sich in der Schwangerschaft im Zusammenhang mit schwangerschaftsunabhängigen Faktoren.
• Die Angststörung wird getriggert durch die gestationsassoziierten physiologischen und psychischen Veränderungen.
• Schwangerschaftsspezifische Angst (pregnancy-related anxiety): Angst um Schwangerschaftsverlauf, um Wohlbefinden des Fetus und um Geburt.
• Angstsymptome sind eine Reaktion auf eine reale Bedrohung im Zusammenhang mit Schwangerschaftskomplikationen wie Frühgeburtsbestrebungen oder einer Präeklampsie.

Bisher sind verschiedene relevante ätiologische Faktoren identifiziert worden, die mit einer Zunahme an Angst in der Schwangerschaft assoziiert sind. Neben sozioökonomischen Faktoren (niedriges Ausbildungsniveau, geringes Einkommen, keine Partnerschaft, geringes Alter) werden eine genetische Vulnerabilität, intra- und interpersonelle Faktoren sowie eine positive Anamnese für abortives Geschehen oder intrauteriner Fruchttod mit der Entwicklung von Angst in der Schwangerschaft in Verbindung gebracht (Leigh et al. 2008). Chronischer Stress und Ängstlichkeit haben nicht nur für den Schwangerschaftsverlauf und das Befinden der werdenden Mutter Konsequenzen, sondern auch für den Fetus und die weitere postpartale Entwicklung des Kindes (Alder et al. 2007). Bei schwangerschaftsspezifischer Angst ist das Risiko einer Frühgeburt nach Kontrolle medizinischer Risikofaktoren erhöht und ängstliche Schwangere haben negativere Erwartungen an die Mutterschaft und größere Schwierigkeiten, sich an die Mutterrolle zu gewöhnen. In Bezug auf die kindliche Entwicklung (van den Bergh et al. 2005) zeigt sich ein negativer Einfluss von Angst in der Schwangerschaft auf die spätere kognitive und emotionale Entwicklung des Kindes sowie häufigeres Auftreten von externalisierendem Verhalten, Störungen der Selbstwertregulation und Aufmerksamkeits-/Hyperaktivitätssyndrom (ADHS).

## Maternitätsneurose – generalisierte Ängstlichkeit/Angststörung im Postpartum

Das wesentliche Symptom einer generalisierten Angststörung ist nach ICD 10 eine generalisierte und anhaltende Angst, die aber nicht auf bestimmte Situationen in der Umgebung beschränkt oder darin nur besonders betont ist. Die Störung zeigt sich allgemein häufiger bei Frauen, oft im Zusammenhang mit langdauernder Belastung durch äußere Umstände – wie dies im

Postpartum der Fall ist (Tabelle 1: Vergleich der Angststörungen gemäß ICD 10 mit den peripartalen Angststörungen).

| Kapitel F4 in der ICD 10 | Peripartale Angststörungen |
|---|---|
| F 40: Phobische Störung | • Phobische Meidung des Säuglings<br>• Angst vor plötzlichem Kindstod |
| F 41.0: Panikstörung | • Panikstörung im Kindbett |
| F 41.1: Generalisierte Angststörung | • Angststörungen in der Schwangerschaft<br>• Maternitätsneurose/Generalisierte Angst |

Tab. 1: Vergleich der Angststörungen gemäß ICD 10 mit den peripartalen Angststörungen

Die Versorgung eines Kleinkindes involviert immer konstante Wachsamkeit, manche Frauen sind von Natur aus anfälliger für Angst und exzessive Sorge, und die Kombination dieser Zustände kann zu einer anhaltenden Verfassung von Überempfindlichkeit und Erregung führen. Bei der generalisierten Ängstlichkeit/Angststörung im Postpartum finden wir naturgemäß den durchgehenden Bezug zum Säugling und die Mütter äußern eine Fülle von Befürchtungen, das Baby könnte schwer erkranken oder verunglücken. Die Erstbeschreibung geht auf Moll (1920) unter dem Titel Maternitätsneurose zurück. Er beschreibt die Ängste der Mutter über die (normale, physiologische) Entwicklung des Säuglings, ihre maßlose Besorgnis und Hypersensibilität gegenüber jedem Krankheitshinweis beim Kind und ihre Angst darüber, dass einfache Aufgaben wie Baden dem Kind schaden oder es töten könnten. Nach Moll treten die Symptome insbesondere bei Müttern auf, die lange darauf gewartet haben, Kinder zu bekommen.
Auch hier hat die mütterliche Angststörung Auswirkungen auf das mütterliche Interaktionsverhalten und die kindliche Entwicklung. In einer Studie zum interaktionellen Verhalten von angstgestörten Müttern findet Whaley (1999), dass diese sich im Vergleich zu einer gesunden Kontrollgruppe in der Interaktion mit ihren Kindern weniger warm und positiv, weniger autonomiefördernd, dagegen kritischer und katastrophisierender verhalten. Das mütterliche Interaktionsverhalten, insbesondere eine mangelnde Förderung von Autonomie, erweist sich als herausragender Prädiktor des kindlichen Angststatus. Ängstliche Eltern erziehen ängstliche Kinder: Woodruff-Borden et al. (2002) zeigen, dass sich Eltern mit einer Angststörung in einer für die Kinder experimentell hergestellten unlösbaren Problemsituation im Vergleich zu einer gesunden Kontrollgruppe signifikant weniger engagiert und zurückgezogener verhalten, möglicherweise aufgrund ihres eigenen Stresserlebens. Das kann bedeuten, dass Kinder von Eltern mit Angststörungen weniger effektive Copingstrategien zum Umgang mit Stresssituationen lernen als Kinder von gesunden Bezugspersonen, was ihre Vulnerabilität für die Entwicklung einer Angststörung erhöhen kann.

# Panikstörung im Kindbett

Manche Frauen sind zu Beginn der Zeit des Wochenbettes sehr ängstlich. De Armond (1954) beschreibt das Einsetzen panikartiger Angstzustände bei ansonsten ruhigen und kompetenten Frauen kurz nach der Geburt des Kindes. Die Panikstörung im Kindbett stellt eine Extremform der von vielen Müttern und insbesondere von Erstgebärenden empfundenen Gefühle dar angesichts der neuen und großen Verantwortung gegenüber dem Neugeborenen. Als ursächlich vermutet De Armond, dass die betroffenen Mütter unter einem starken Mangel an Selbstvertrauen in ihren mütterlichen Kompetenzen leiden, in der Folge werden sie panikartig von der Angst überwältigt, alleine nicht mit ihrem hilflosen Säugling zurechtzukommen. 30 Jahre später beschreiben Metz et al. (1988) die postpartale Panikstörung, als Auslöser wird eine veränderte Sensibilität der alpha2-Adrenorezeptor-Bindung sowie – von den korrespondierenden Kollegen – die in Geburtsvorbereitungskursen gelernte Hyperventilation angenommen: Im Krankenhaus wird den Müttern gesagt, sie sollen während der Wehen hyperventilieren: Hyperventilation ist eine vermittelte und erlernte Technik, um die empfundenen Schmerzen während der Uteruskontraktionen und Wehen zu reduzieren. Während der äußerst anstrengenden postpartalen Periode, wenn ein fordernder Säugling Schlafstörungen verursacht und eine starke Ambivalenz hervorruft, ist es nicht überraschend, dass viele Frauen auf die Hyperventilation zurückgreifen, wie es ihnen für die Wehentätigkeit beigebracht wurde (Bypee 1989).

Panikstörungen im Kindbett sind in einer milden Form sehr geläufig (Brockington 1996) und werden üblicherweise ohne professionelle Hilfe von der Familie aufgefangen. Die Schwierigkeiten werden vermieden, wenn postpartal die eigene Mutter oder andere Mitglieder der Familie zur Verfügung stehen beziehungsweise der Partner in der ersten Zeit zu Hause bleibt. In therapeutischer Hinsicht empfiehlt Brockington – neben einer adäquaten psychopharmakologischen Einstellung – die schrittweise Heranführung der Mutter an die Säuglingspflege durch Familienangehörige oder Kinderkrankenschwester mit dem Ziel einer Desensibilisierung der mütterlichen Angst und der Entwicklung eines guten Selbstvertrauens.

# Phobische Meidung des Säuglings

Eine ausgeprägte Angstsymptomatik kann – unabhängig von ihrer Ursache – bei einer Mutter zur phobischen Meidung ihres Säuglings führen bis hin zur Unfähigkeit überhaupt in seiner Nähe zu sein. Sved-Williams beschreibt 1992 diese Störung und stellt in einer 2-jährigen Katamnese (n=66) ihrer Mutter-Kind-Einheit bei 13,6 % der Mütter die Diagnose dieser – in der Regel komorbiden – Störung. Die phobische Erkrankung verlängerte auf der MKE die Verweildauer von 28,5 auf 42,6 Tagen und 6 von 9 Müttern waren Erstgebärende. Sved-Williams weist darauf hin, dass die Besserung der Grunderkrankung, z.B. einer postpartalen Depression, zu einer Besserung der phobischen Symptomatik führen kann, in der Mehrzahl der Fälle die phobische Meidung des Säuglings jedoch einer eigenen Behandlung bedarf. Dabei hilft eine frühe Diagnosestellung und Therapie der Phobie, die Verweildauer zu verkürzen, ein positives Bonding der Mutter zum Säugling (wieder) herzustellen und die spätere günstige Entwicklung des Kindes zu fördern. In therapeutischer Hinsicht stehen verhaltensorientierte Interventionen und eine ressourcenorientierte Unterstützung der Mutter beim Umgang mit dem Säugling im Sinne einer schrittweisen Desensibilisierung ihrer Ängste im Vordergrund. Eine französische Studie von Rosenbaum (1987) identifiziert eine signifikante Korrelation zwischen der Entwicklung einer phobischen Störung und zwei Risikofaktoren: Zum einen abwesende Großeltern, zum anderen antagonistische interpersonelle Interaktionen in der Kernfamilie.

## Angst vor plötzlichem Kindstod

Die Angst vor dem SIDS (sudden infant death syndrome) ist ein weiterer Grund für schwere und chronische Ängste im Puerperium. Brockington verweist in seinem Lehrbuch der Peripartalpsychiatrie (1996) auf Kasuistiken, ohne dass bisher eine systematische wissenschaftliche Arbeit zu dieser Thematik publiziert wurde. Es werden Mütter beschrieben, die ihre Babys nicht schlafen lassen aus Angst, dass diese zu atmen aufhören (Hurt et al. 1985), und solche, die ihre Babys immer wieder aufwecken, um sich zu vergewissern, dass sie noch leben (Robinson et al. 1986). Hier muss im Extremfall auch an das Münchhausen by Proxy-Syndrom im Sinne einer Kindesmisshandlung gedacht werden ( Kravitz et al. 1990).

## Zur Therapie peripartaler Angststörungen

## Psychotherapie von Angststörungen in der Schwangerschaft

Für Frauen mit Ängsten in der Schwangerschaft (Alder et al. 2011) ist zunächst eine umfassende Beratung zum Schwangerschaftsverlauf, der Geburt und der postpartalen Zeit notwendig. Dies ist für viele Frauen ausreichend, um Unsicherheiten zu klären und Ängste zu reduzieren. Dabei kann die Beratung von behandelnden Frauenärzten, Hebammen oder in den Geburtsvorbereitungskursen angeboten werden. Neben der Wissensvermittlung sollte auch auf die Stärkung des Kompetenzgefühls der Schwangeren (Rauchfuss 2001) und gegebenenfalls auf dysfunktionale Bewältigungsstile (z.B. Rauchen) im Umgang mit den Ängsten fokussiert werden. Wichtig und hilfreich ist auch die frühzeitige Einbeziehung des Partners, anderer wichtiger Bezugspersonen sowie die Aktivierung weiterer psychosozialer Unterstützungsmaßnahmen (z.B. Haushaltshilfen, Kinderbetreuung). Diese Ressourcenaktivierung und Stärkung des sozialen Netzwerkes kann durch Entspannungsverfahren, Meditationsübungen und Massagetherapie ergänzt werden. Letztere zeigen in der Schwangerschaft überaus vorteilhafte Effekte im Sinne einer Reduktion von Angst und wahrgenommenem Stress. Auch kommt es zu einer Verbesserung physiologischer Stresswerte, zu einem günstigeren Schwangerschaftsverlauf und einer besseren neonatalen Entwicklung (Urech et al. 2010). Eine nächste Interventionsmöglichkeit stellt das kognitiv-behaviorale Stress-Management (KBSM) dar. Diese Techniken zielen auf das Erlernen neuer Bewältigungsstrategien im Umgang mit Belastungen ab und führen auf diesem Weg zu einer Steigerung des körperlichen und psychischen Wohlbefindens (Alder et al. 2011).

Für die Behandlung klinisch relevanter perinataler Angststörungen wird z.B. von den NICE-Richtlinien Psychotherapie in Form der kognitiven Verhaltenstherapie (KVT) empfohlen. Dabei gelten konfrontative Verfahren bei Angststörungen als besonders effektiv. Da bisher jedoch keine kontrollierten Studien für diese Verfahren in der Schwangerschaft durchgeführt wurden, kann KVT zu einer situativen Stressbelastung für die Schwangere und für das Neugeborene führen. In der praktischen Umsetzung bedeutet dies ein gestuftes Vorgehen mit Beginn in der Schwangerschaft. Vor der Geburt können z.B. kognitiv-verhaltenstherapeutische Methoden wie Psychoedukation, Bestimmung und Modifizierung von dysfunktionalen Denk- und Verhaltensmustern oder auch eine rein gedankliche Konfrontation (in sensu) durchgeführt werden, während erst nach der Geburt mit der eigentlichen Konfrontationstherapie begonnen wird.

## Psychotherapie postpartaler Angststörungen – Psychotherapie der Mutter-Kind-Bindung –

Welche Auswirkungen haben postpartale Angststörungen auf die Mutter-Kind-Dyade? Die Mütter berichten während und nach einer ängstlich-depressiven Episode von vermehrten Spannungen, negativen Wahrnehmungen oder Distanzierungen in der Beziehung zu ihrem Kind. Im frühen Interaktionsverhalten mit ihrem Säugling sind ängstliche Mütter häufiger passiv und intrusiv, zeigen eine geringere emotionale Beteiligung und wenig expressives Ausdrucksverhalten, sprechen seltener im Kontakt, haben seltener körperliche Berührungskontakte und weisen mehr negative Gefühle und Überforderung auf. Ihr Erziehungsverhalten ist eher geprägt durch Hilflosigkeit, häufige Inkonsequenz, mangelnde Unterstützung und mangelnde Kontingenz. All dies kann beim Säugling zu negativen oder abweisenden Verhaltensweisen, Rückzugs- und Vermeidungstendenzen und im weiteren Entwicklungsverlauf zu affektiven Regulationsproblemen, zu einer verzögerten und reduzierten expressiven Sprachentwicklung bis hin zu vermehrten aggressiven, dissozialen, hyperkinetischen bzw. externalisierenden Verhaltensstörungen führen.

Das Therapieziel bei der Behandlung von postpartalen Angststörungen besteht also darin, sich um die Mutter-Kind-Beziehung, um die häufig vorliegende Bindungsstörung zu kümmern, also wieder bewegte und berührende Verhaltensweisen zwischen der psychisch erkrankten Mutter und ihrem Säugling zu ermöglichen. Dabei spielen die neurobiologischen Erkenntnisse über Spiegelneurone eine wesentliche Rolle: Die angeborenen Spiegelneurone des Säuglings bedürfen ein geeignetes und zu ihm passendes Beziehungsangebot, um sich zu entfalten und zu entwickeln, damit zwischen Mutter und Kind ein Tanz entstehen kann, dessen Zauber J. Bauer (2005) mit Frischverliebten vergleicht: und in der Tat geht es in beiden Fällen um ein wechselseitiges Aufnehmen und spiegelndes Zurückgeben von Signalen, ein Abtasten und Erfühlen dessen, was den anderen gerade angeht und bewegt, begleitet von dem Versuch, selbst Signale auszusenden und zu schauen, inwieweit sie vom Gegenüber zurückgespiegelt, also erwidert werden.

Die MKE des LWL entwickelte 2000 ein eigenes Konzept der Mutter-Kind-Behandlung (Turmes 2003), seit 2003 besteht in der LWL-Klinik Herten eine reine Mutter-Kind-Station mit 8 Betten, 2 Tagesklinikplätzen und einer Spezialambulanz. Inhaltlich greift das Konzept zum einen Ergebnisse der Säuglingsforschung und der Bindungstheorie auf, mit dem Ziel gegenseitige Kontingenzerfahrung von Mutter und Säugling zu ermöglichen sowie die mütterliche Feinfühligkeit zu fördern. Zum anderen arbeitet es mit dem zentralen Wesensmerkmal des Haltens und der Bedeutung haltgebender Bewegungsmuster in der frühen Mutter-Säugling-Dyade nach Kestenberg und Laban. Im Mittelpunkt des Therapiekonzeptes steht eine *videogestützte beziehungsanalytische und beziehungsfördernde Mutter-Kind-Körpertherapie* mit dem Ziel Bindungsverhalten anzubahnen bzw. bereits auffällige Bindungsvulnerabilitäten/Bindungsstörungen zu korrigieren. Neben den allgemein üblichen psychiatrischen Behandlungsangeboten der psychischen Störung der Mutter wie psychopharmakologische, psychotherapeutische, psychoedukative, ergo- und sporttherapeutische Maßnahmen wird die engere Mutter-Kind-Therapie ergänzt durch Baby-Massage nach Leboyer, Mutter-Säugling-Spielgruppen, interaktionszentrierte Körperpsychotherapiegruppe für die Mütter, Vätergruppe sowie kontinuierliche Anleitung und Unterstützung der Mutter bei der Säuglingspflege. Dabei stehen Mutterrolle und Beziehung zwischen Mutter und Säugling durchgehend im therapeutischen Fokus des multiprofessionellen Behandlungsteams.

Wie wirkt nun unsere videogestützte beziehungsanalytische und beziehungsfördernde Mutter-Kind-Körpertherapie? Der therapeutische „Königsweg" zum Säugling – als physiologische Frühgeburt – ist der Körper. In einer adäquaten, stimmigen Beziehungsdyade ist die Mutter neugierig auf die Körpersignale des Kindes, sie reagiert intuitiv responsiv und kontingent auf die kindlichen Signale. Der Säugling wiederum antwortet mit Rück-koppelungssignalen und übt damit einen positiven und verstärkenden Einfluss auf die mütterliche Selbstwirksamkeit aus. *Gegenseitige Kontingenz* (Winnicott) entsteht. In der beeinträchtigten Mutter-Kind-Interaktion ist diese Neugierde bei der psychisch kranken Mutter nahezu verschüttet. Deshalb ist in der Anfangsphase der Behandlung oft das größte Problem einen Beziehungskontakt zwischen Mutter und Kind herzustellen, der für die Mutter aushaltbar ist. Dabei geht es videogestützt in einem ersten Schritt darum – vor jeglichen *Körperkontaktinterventionen* – die Beobachtungsgabe der Mutter wieder zu sensibilisieren: Wohin geht der Blick Ihres Babys? Was glauben Sie, wie fühlt sich Ihr Kind gerade? Hier heißt es für die Mutter den Säugling mit seinen nonverbalen Signalen adäquat zu verstehen, ihn wieder „lesen" zu lernen. Treffen sich die Blicke und werden für einen Moment gehalten, kann die nonverbale Zwiesprache zwischen Mutter und Kind beginnen. Dabei bedingen die depressiv-ängstlichen Strukturen der Mutter eine geringe motorische Aktivität. Da sie eher den Bewegungen des Säuglings folgt, hat sie aber auch die Möglichkeit, sich in den Bewegungsrhythmus ihres Kindes einzufühlen. Dies hat zwei Vorteile: Zum einen darf sie sich passiv fühlen, zum anderen hat sie durch ihre scheinbar wirkende Passivität die physiologische Möglichkeit, den Hautkontakt zum Kind intensiver zu spüren. Im nächsten Schritt wird die Babymassage von Leboyer eingeführt, je nach Krankheitsbild der Mutter und kognitiver Auffassungsgabe eher funktional oder körperorientiert – hier wird das physiologische und psychische Erleben des Säuglings im Kontakt erläutert. Der Schwerpunkt während dieser Streicheleinheiten liegt im Erspüren eines Bewegungsrhythmus, der sich für Mutter und Kind gut anfühlt. Für das Wohlgefühl beider Seiten spielt die zeitliche Dimension eine entscheidende Rolle. Es gilt auf die *kinästhetische Responsivität* (Lier-Schehl 2008) zu achten. Wie reagiert der Körper des Säuglings in der Hand bzw. unter der Hand der Mutter: Ist ein sich zur Hand Hinwenden und Hineinwachsen in die Hand zu sehen oder eher ein sich Zurückziehen und Herauswandern aus der Hand zu erkennen („bulging versus hollowing")? Diese Form basalen Erlebens, die zu fortgeschrittener Zeit auch thematisiert werden kann, werden bei größerer Bewegungsamplitude des Säuglings ergänzt. Dreht er sich aus dem Kontakt heraus oder streckt er sich dem Kontakt entgegen? Ist eher ein Entgegenwachsen oder ein Wegschrumpfen („growing versus shrinking") zu erkennen. Von großer Bedeutung ist hier auch die interaktionszentrierte Körperpsychotherapiegruppe der Mütter, die mit Schwerpunktthemen arbeitet, die auch beim Interaktionsverhalten zwischen Mutter und Kind auftreten: *Führen und Folgen, Nehmen und Geben, Macht und Ohnmacht sowie Nähe und Distanz* werden bewegungsmotorisch umgesetzt und nachfolgend verbalisiert und reflektiert. Über beide therapeutischen Prozesse gelangen die Mütter zu bindungsrelevanten Themen wie Ablehnung, Entwertung und mangelnde Liebe von Seiten des Säuglings, die dann verbalisiert erarbeitet werden können.

Eine weitere wichtige Voraussetzung für eine frühe und positive Bindung zwischen dem Säugling und seiner Bezugsperson stellt aus psychobiologischer Sicht das physische Halten. Aus ethnologischer Sicht ist der Säugling ein Tragling, dessen Reflexabläufe ihn zu bestimmten Mustern des Haltens und Gehaltenwerdens prädisponieren. Aus psychodynamischer Sicht ermöglicht das physische Halten emotionale Nähe im Sinne einer haltenden Umwelt (Winnicott). Ein mangelndes Halten führt beim Säugling zu mikrotraumatischen Zuständen im Sinne von „unaufhörlichem Fallen", „Auseinanderfallen" und „keine Orientierung" haben. Haltgebende Bewegungsmuster bei den Müttern zu fördern und disharmonische Haltemuster bei Mutter-Kind-Dyaden aufzulösen und zu verändern sind weitere wichtige Schritte in der interaktionellen Mutter-Säugling-Körpertherapie. Dabei stellt die Atmung eine therapeutische Interventionsmöglichkeit dar, disharmonische Haltemuster bei Mutter-Kind-Dyaden aufzulösen und zu verändern oder nach Winnicott: „Das Baby braucht die Einbeziehung in den Atemrhythmus der Mutter…"

Aus dem Erleben von Resonanz der muskulären Spannungsverläufe zwischen Mutter und Kind (attunement in tension-flow) entwickelt sich Empathie. Diese wird zunächst nur im direkten Körperkontakt über das taktil-kinästhetische System vermittelt. Vertrauen hingegen entsteht aus dem Erleben von spiegelbildlich regulierten rhythmischen Wechseln zwischen Nähe und Distanz (sich näher kommen – sich voneinander entfernen) im Rahmen der Mikrointerventionen (adjustment in shape-flow). Dabei sind diese Interventionen u.a. abhängig vom Alter des Säuglings, vom Schweregrad und Verlauf der psychischen Erkrankung der Mutter, vom Tagesverlauf innerhalb der Dyade.

Im späteren Behandlungsverlauf unterstützen videographische Interventionen die Mutter durch ressourcenorientiertes Herausarbeiten positiver Interaktionsmuster. Durch diese körper- und bewegungsbezogene Interventionen entstehen positive Veränderungen im Sinne von haltgebenden und responsiven Bewegungsbeziehungsmustern im inneren Erleben der Mutter-Kind-Dyade und beim Kind sind die Voraussetzungen zur Selbstwirksamkeit über Selbstregulation geschaffen.

## Psychopharmakotherapie

### Psychopharmakotherapie in Schwangerschaft und Stillzeit

Obwohl die Mehrzahl psychisch kranker Frauen zwischen Menarche und Menopause erkrankt, sind die wenigsten Psychiater erfahren in Fragen der Fertilität, Menstruation und Perimenopause sowie im Umgang mit Psychopharmaka in Schwangerschaft, Wochenbett und Stillzeit. Dabei dürfte der mittlerweile 50 Jahre zurückliegende Contergan-Skandal wesentlich mit dazu beigetragen haben, dass gerade die Gabe von Psychopharmaka in Schwangerschaft und Stillzeit angstbesetzt ist (Rohde et al. 2010).

Ob und wie eine Psychopharmakotherapie zu einer Schädigung der Schwangerschaft bzw. des Säuglings führt, hängt wesentlich vom Zeitpunkt der Einwirkung des Pharmakons ab (Koren et al. 1998; Rohde et al. 2010):

> Blastogenese (3.-4. Woche):    Fruchttod
> Embryonalzeit (5.-12. Woche): Fehl- und Missbildungen (Teratogenität)
> Fetalzeit (13.-40. Woche):    Wachstums- und Entwicklungsstörungen
> Perinatal- und Stillzeit:    toxische Effekte oder Entzugssyndrome
> Postpartale Langzeiteffekte:    Verhaltensauffälligkeiten und kognitive Störungen

Tabelle 2 zeigt nach Riecher-Rössler et al. (2011) die wesentlichen Zeitpunkte für Fragestellungen zur Psychopharmakotherapie in Schwangerschaft und Stillzeit. Grundsätzlich gilt, dass im Gegensatz zu den weiter oben genannten Risiken einer Psychopharmakomedikation die großen Risiken einer unbehandelten psychischen Erkrankung stehen, nicht nur für die werdende Mutter, sondern auch für den Fetus und den Säugling.

| Zeitpunkte für kritische Fragestellungen zur Psychopharmakotherapie in Schwangerschaft und Stillzeit |
|---|
| • Beratung und Psychopharmakotherapie psychisch kranker Frauen im fertilen Alter |
| • Beratung und Psychopharmakotherapie psychisch kranker Frauen mit Kinderwunsch |
| • Beratung und Psychopharmakotherapie psychisch kranker Frauen mit schon eingetretener Schwangerschaft |
| • Beratung und Psychopharmakotherapie vor dem bzw. im Wochenbett und in der Stillzeit |

Tab. 2: Zeitpunkte für kritische Fragestellungen zur Psychopharmakotherapie in Schwangerschaft und Stillzeit nach Riecher-Rössler et al. 2011

• **Beratung und Psychopharmakotherapie psychisch kranker Frauen im fertilen Alter**

Generell sollte bei Frauen im fertilen Alter, denen ein Psychopharmakon verordnet wird, eine ausführliche Aufklärung und Dokumentation über die möglichen Risiken bei einer Schwangerschaft erfolgen. Bestimmte Psychopharmaka können über die Induzierung einer hepatischen Metabolisierung die Sicherheit einer oralen Kontrazeption vermindern; hierzu zählen aus der Gruppe der Mood-stabilizer Carbamazepin, Phenytoin und Topiramat. Auch bestimmte Neuroleptika können zu einer hepatischen Enzyminduktion führen und damit den Plasmalevel des Kontrazeptivums senken. Um ein sogenanntes „Pillenversagen" zu vermeiden, empfiehlt sich ein Intrauterinpessar (Spirale) oder ein Intrauterinsystem mit lokaler Gestagenabgabe. Dies löst auch Complianceprobleme, die psychisch kranke Frauen mit der regelmäßigen „Pilleneinnahme" haben können. Grundsätzlich ist Valproinsäure bei Frauen im reproduktionsfähigen Alter wenn irgend möglich zu vermeiden (Risiko des polyzystischen Ovarialsyndroms, stärkstes Teratogen).

• **Beratung und Psychopharmakotherapie psychisch kranker Frauen mit Kinderwunsch**

Der Wunsch nach einem eigenen Kind entsteht bei psychisch kranken ebenso wie bei gesunden Frauen und zwar quer durch alle Diagnosegruppen. Allerdings ist es bei der bewussten Entscheidung zur Familiengründung wichtig, die psychisch kranke Frau ausführlich über mögliche Auswirkungen der Medikation und der Grunderkrankung auf die Entwicklung des Kindes aufzuklären. Hinzu kommt die nicht immer unberechtigte Befürchtung bei Betroffenen und Angehörigen, dass sich durch Schwangerschaft und Entbindung die psychische Störung verschlechtern könnte. Hier ist eine qualifizierte Beratung notwendig, die alle Aspekte berücksichtigt und eine auf Sachinformationen basierende Nutzen-Risiko-Abwägung ermöglicht. Beim Aufklärungsgespräch sollte immer der zukünftige Vater, am besten die „Großfamilie" miteinbezogen werden, da er/sie naturgemäß einen Teil des „Risikos" mittragen müssen und Belastungen vermieden werden, wenn die Betroffene sich schweren Herzens für eine Medikation entschieden hat, aber die Angehörigen Horrorszenarien über Medikamentennebenwirkungen in der Schwangerschaft ausmalen. Es ist davon auszugehen, dass es kein erhöhtes Risiko einer Erkrankung in der Schwangerschaft gibt im Vergleich zu anderen Zeiten im Leben einer Frau (Rohde et al. 2010). Am ehesten spielt das Absetzen einer bis dahin erfolgreichen Prophylaxe eine Rolle beim Auftreten von Rezidiven (z.B. für Lithium: Viguera et al. 2000). Ob für eine geplante Schwangerschaft vorübergehend das Absetzen der Psychopharmaka möglich und sinnvoll ist, müssen die Betroffenen am besten gemeinsam mit dem behandelnden Arzt aufgrund der Vorgeschichte entscheiden. Bei hohem Rezidivrisiko ist unter Nutzen-Risiko-Abwägung meist eine niedrig dosierte Monotherapie sinnvoller als das Absetzen der Medikation. Bei potentiell teratogenen Medikamenten sollte eine medikamentenfreie Zeit für die Konzeption und bis zur Beendigung des 1. Trimenons angestrebt werden. Alternativ kann vor der Konzeption auf ein Psychopharmakon mit möglichst geringer Teratogenität umgestellt werden, vorzugsweise auf Medikamente, die wenig metabolisiert werden, eine hohe Eiweißbindung (erschwert den plazentaren Übertritt) und ein geringes Interaktionspotential haben. Auch sollte die spätere Stilloption für die Patientin mitbedacht werden.

• **Beratung und Psychopharmakotherapie psychisch kranker Frauen mit schon eingetretener Schwangerschaft**

Bei psychisch kranken wie auch gesunden Frauen erfolgt in ca. 50 % die Konzeption ungeplant. Da meist das 1. Trimenon bei Konsultation des Psychiaters verstrichen ist, kann das teratogene Risiko ohnehin nicht mehr reduziert werden. Wichtig ist hier eine entsprechende Kooperation mit dem Gynäkologen, um per Ultraschall-Feindiagnostik mögliche Fehlbildungen auszuschließen. Grundsätzlich stellt eine unter Medikation eingetretene Schwangerschaft keine Indikation zum sofortigen Absetzen oder Umstellen von Psychopharmaka dar. Die Einnahme von Psychopharmaka in der Frühschwangerschaft ist auch kein Grund zum Schwangerschaftsabbruch, wenn sich nicht durch pränataldiagnostische Untersuchungen konkrete Hinweise auf eine fetale Schädigung ergeben. Während der Schwangerschaft ist auf eine engmaschige Beobachtung und Betreuung von werdender Mutter und Fetus zu achten, da psychisch kranke Frauen ein erhöhtes Risiko von Fehl-, Tot- oder Frühgeburten sowie kindlichen Wachstumsretardierungen aufweisen. Ursächlich hierfür ist aber wahrscheinlich nicht primär die Psychopharmakotherapie, sondern eher – oder zumindest auch – der durch die Primärerkrankung verursachte Stress, die geringe Inanspruchnahme von Vorsorgemaßnahmen sowie Nikotin- und Alkoholkonsum in der Schwangerschaft (Surbek 2011). Vor dem Hintergrund der Stoffwechselveränderungen und des zunehmenden Körpervolumens der Schwangeren ist in der Regel bei Psychopharmaka ein Abfall der Serumspiegel zu beobachten. Nach Rohde et al. (2010) reicht in der Schwangerschaft oft eine geringe Dosis des Medikaments, um die psychische Stabilität zu sichern, ohne dass eine sichere prophylaktische Wirkung der Schwangerschaft angenommen werden kann. Der natürliche Abfall des Serumspiegels beim Fortschreiten der Schwangerschaft sowie die Zunahme von Körpergewicht und Verteilungsvolumen kann so als natürliche Reduktion in Richtung auf den Geburtszeitpunkt genutzt werden. Die Entbindung ist sorgfältig zu planen. Sie sollte bei Einnahme von Medikamenten in der Schwangerschaft – insbesondere wenn dies bis zur Geburt der Fall ist – in einer Geburtsklinik mit angeschlossener Intensiv-Neonatologie erfolgen. So kann beim Auftreten von Symptomen beim Neugeborenen (z.B. Entzugssymptome, Nebenwirkungen der Medikation) jederzeit eine intensive Überwachung durchgeführt werden, ohne erst eine aufwendige Verlegung des Neugeborenen in eine Kinderklinik und damit eine Trennung von Mutter und Kind veranlassen zu müssen. Vor der Geburt (Medikamenten-HWZ beachten!) sollten, wenn immer möglich, Psychopharmaka (deutlich) reduziert, im Falle von Benzodiazepinen ganz abgesetzt werden; nach der Geburt dagegen wegen des dann deutlich erhöhten Rückfallrisikos wieder deutlich erhöht werden.

• **Beratung und Psychopharmakotherapie psychisch kranker Frauen vor dem bzw. im Wochenbett**

Vor dem errechneten Geburtstermin sollte mit der psychisch kranken werdenden Mutter besprochen werden, ob sie sich eine Spontangeburt zutraut, ob es eventuell Gründe für einen geplanten Kaiserschnitt gibt oder ob aus psychiatrischer Sicht eine medizinische Indikation dafür vorliegt. Vor allem bei Patientinnen mit Angsterkrankungen ist dies ein wichtiges Thema, oft wirkt die Option für viele Patientinnen so entlastend, dass sie sich dann doch auf eine Spontangeburt einlassen können (Rohde et al. 2010). Gleiches gilt für eine Bedarfsmedikation in der Zeit der Entbindung. Gerade bei Angsterkrankungen ist eine entsprechende Empfehlung des Psychiaters an den Gynäkologen erforderlich, da diese Frauen meist die Sorge haben, unter der Geburt eine Panikattacke zu erleiden. Typischerweise könnte dies Lorazepam Expidet 1-2,5 mg sein. Zum Thema Stillen gilt es die individuellen Bedürfnisse der Patientinnen zu berücksichtigen. Manche Mütter möchten aus Sicherheitsgründen abstillen, um jegliche Nebenwirkungen beim Kind zu vermeiden. Dies erleichtert die Entscheidung für die postpartale Medikation. Bei Stillwunsch ist gut abzuwägen, ob es Gründe dafür gibt, einer Frau aktiv vom Stillen abzuraten – in der Regel werden diese Ratschläge nicht befolgt und eher die Medikamente weggelassen. Gerade für depressive Mütter kann nicht stillen „dürfen" sehr belastend sein, da sie noch tiefer in eine negative Spirale der Depressivität rutschen. Wir empfehlen in der MKE der LWL-Klinik Herten bei postpartal psychotisch erkrankten Müttern auch aus psychodynamischen Gründen eher das Abstillen, da der Akt des Stillens nicht nur anstrengend und belastend, sondern auch eine weitere Ich-Grenzen-Störung bedeuten kann. Dabei kann die Baby-Massage eine gute Alternative sein, um den Körperkontakt zu pflegen. Bei der Frage des Abstillens sollte dies nicht medikamentös unter Einsatz der Prolaktinhemmer Bromocriptin oder Cabergolin erfolgen, da beide Substanzen potenziell psychose- und depressionsfördernd sind. Vielmehr ist in Kooperation mit der betreuenden Hebamme ein „natürliches Abstillen" zu empfehlen, gerne unter der Verwendung entsprechender Homöopathika wie z.B. Phytolacca. Viele Erkrankungen haben im Wochenbett ein erhöhtes Rezidivrisiko. Dies gilt insbesondere für Psychosen (bei bipolaren Psychosen 50-75%!). Über dieses hohe Rezidivrisiko ist frühzeitig aufzuklären, für eine engmaschige psychiatrische Betreuung ist Sorge zu tragen und sofort nach der Entbindung ist mit einer entsprechenden Psychopharmakotherapie wieder zu beginnen. Aufgrund der erhöhten postpartalen Vulnerabilität ist Stressvermeidung, Reizabschirmung (Zahl der Besucher in der Klinik!) und intensive Unterstützung durch Partner und Familie oberstes Gebot.

## Zur speziellen Psychopharmakotherapie von Angststörungen in Schwangerschaft und Stillzeit

Wir begrenzen uns hier auf eine Auswahl der in der Praxis relevanten Gruppen der SSRI, SNRI, auf das Pregabalin sowie auf die Anxiolytika und orientieren uns an A. Rohde und C. Schaefer (2010). Grundsätzlich sollte in

Schwangerschaft und Stillzeit immer eine Monotherapie angestrebt werden. Des Weiteren ist die Weitergabe von Informationsquellen an die Patientin selbst hilfreich (www.frauen-und-psychiatrie.de oder www.embryotox.de).

• **Selektive Serotonin/Noradrenalin-Wiederaufnahmehemmer (SSRI, SNRI)**

(Duloxetin, Escitalopram, Fluoxetin, Fluvoxamin, Sertralin, Venlafaxin) Generell gelten SSRI/SNRI als genauso wirksam wie tri- und tetrazyklische Antidepressiva, die Wahl richtet sich unter anderem nach der Verträglichkeit.

Weit über 10000 in verschiedenen Studien oder Fallserien ausgewertete Schwangerschaftsverläufe zu SSRI, vor allem zu Fluoxetin, Paroxetin, Citalopram und Sertralin, haben überwiegend keine eindeutigen Hinweise auf eine erhöhte Fehlbildungsrate erbracht (Wichman et al. 2009). Andererseits kann eine Assoziation spezieller Fehlbildungen mit einer SSRI-Einnahme im ersten Trimenon nicht ausgeschlossen werden (Louick 2007). Insbesondere wurde in einigen Arbeiten ein gering erhöhtes Risiko für Herzfehlbildungen (Septumdefekte) bei Paroxetin (z. B. Källén 2007) und Fluoxetin (z. B. Diav-Citrin 2008) diskutiert.

Bei etwa jedem 3. Neugeborenen, dessen Mutter bis zur Geburt mit SSRI behandelt wurde, muss mit zentralnervösen, gastrointestinalen und respiratorischen Anpassungsstörungen gerechnet werden, die auch als serotonerge Überstimulation interpretiert wurden (Moses-Kolko 2005). Kontrovers wurde diskutiert, ob neben diesen meist milde verlaufenden Symptomen auch der persistierende pulmonale Hochdruck beim Neugeborenen eine sehr seltene SSRI-Folge sein kann (Wichman et al. 2009). In einer kleinen Studie an 52 Neugeborenen wurde ein gegenüber nicht SSRI-exponierten Kindern verlängertes QT-Intervall beobachtet (Dubnov-Raz 2008).

SSRI und SNRI können zur Behandlung depressiver Störungen in der Schwangerschaft und Stillzeit bei Beachtung der oben genannten kontroversen Diskussion geringer teratogener Effekte und möglicher Anpassungsstörungen nach der Geburt eingesetzt werden.

Bei Neueinstellung ist aufgrund des Erfahrungsumfangs insbesondere Sertralin Mittel der ersten Wahl. Doch auch die anderen Mittel sind akzeptabel, zumal wenn diese sich bei einer Patientin nach schwieriger Einstellungsphase als vorteilhaft erwiesen haben. Ist die Situation jedoch unkompliziert, sollte bei Planung einer Schwangerschaft ggf. auf Sertralin umgestellt werden. Fluoxetin sollte aufgrund einer sehr langen Halbwertszeit und der damit einhergehenden schlechten Steuerbarkeit vermieden werden. Daher ist im Einzelfall auch in der Schwangerschaft eine Umstellung zu prüfen.

Bei Behandlung mit Fluoxetin ist im Einzelfall eine Umstellung auf einen SSRI mit kürzerer Halbwertszeit und guter Verträglichkeit zu prüfen.

Eine erhöhte Blutungsbereitschaft beim Neugeborenen nach Behandlung der Mutter mit SSRI wurde diskutiert (Mhanna 1997) und zwei Fallberichte erörtern den Zusammenhang einer Paroxetinbehandlung in der

Spätschwangerschaft mit einer Thrombozytenfunktionsstörung, die zu Subarachnoidal- bzw. Ventrikelblutung und Krampfanfällen beim (reifen) Neugeborenen führte (Salvia-Roiges 2003). Eine Studie an 27 reifgeborenen Kindern und deren Müttern fand jedoch weder laborchemisch noch klinisch Hinweise auf Thrombozytenfunktionsstörungen nach mütterlicher SSRI-Therapie (Maayan-Metzger 2006). Eine andere Untersuchung fand bei SSRI keine höhere neonatale Blutungshäufigkeit im Vergleich zu anderen Antidepressiva (Salkeld 2008).

## • Pregabalin
Beim Pregabalin, das auch eine Zulassung zur Behandlung der generalisierten Angststörung hat, sind bisher keine nennenswerten Auswirkungen zum Menstruationszyklus und zur Fertilität bekannt. Bis dato keine Hinweise auf Interaktion mit hormonalen Kontrazeptiva. Ob das Pharmakon Auswirkungen auf die vorgeburtliche Entwicklung hat, kann aufgrund unzureichender Erfahrungen beim Menschen nicht beurteilt werden, bisher keine Hinweise auf ein hohes Risiko. Im Tierversuch Skelettanomalien und Neuralrohrdefekte, zum Teil bei Dosen, die lediglich um das Zweifache über den therapeutischen lagen. Während der Schwangerschaft ist eine sonografische Feindiagnostik zur Bestätigung einer unauffälligen fetalen Entwicklung durchzuführen. Im Übrigen sorgfältige Schwangerschaftsüberwachung und engmaschige psychiatrische Kontakte, um rechtzeitige Krisen bei der Mutter und Entwicklungskomplikationen beim Fetus (Frühgeburtsbestrebungen, Wachstumsretardierung) begegnen zu können. Zur Situation vor bzw. im Wochenbett gibt es eine unzureichende Datenlage, Anpassungsstörungen sind nicht auszuschließen. Auch zur Stillzeit ist die Datenlage unzureichend. Stillen ist bei Monotherapie und unter guter Beobachtung des Kindes unter Vorbehalt akzeptabel.

## • Anxiolytika
Benzodiazepine können zur kurzfristigen Behandlung in der Schwangerschaft und Stillzeit eingesetzt werden und sollten Phenobarbital gegenüber bevorzugt werden. Eine teratogene Wirkung konnte nicht sicher nachgewiesen werden. Eine Dauertherapie mit diesen Mitteln ist zu vermeiden, gegebenenfalls Antidepressiva oder niederpotente Neuroleptika (z. B. Promethazin) als Alternative prüfen.
Auch zu den Benzodiazepinagonisten liegen bisher keine Hinweise auf vorgeburtliche Entwicklungsstörungen vor, der Erfahrungsumfang ist jedoch noch nicht ausreichend. Alle Sedativa können zu Anpassungsstörungen und Atemdepression beim Neugeborenen führen.
Lorazepam als schnell wirksames Anxiolytikum ist gut geeignet für die kurzfristige Behandlung situativer Ängste. Nach Nutzen-Risiko-Abwägung auch in der Schwangerschaft und peripartal (z.B. in der Geburtssituation), da vergleichsweise geringe sedierende und muskelrelaxierende Wirkung.
Im Zusammenhang mit Benzodiazepintherapie im ersten Trimenon der

Schwangerschaft (die meisten Erfahrungen liegen mit Diazepam vor) wurden Herzfehlbildungen, Lippen-Gaumen-Spalten und komplexe andere Fehlbildungen beschrieben (McElhatton 1994). In retrospektiven Fall-Kontroll-Untersuchungen wurden schwache, aber statistisch signifikante Assoziationen zwischen Benzodiazepinen im ersten Trimenon und Lippen-Gaumen-Spalten, intestinalen Atresien und Mikrozephalie diskutiert (Rodriguez-Pinilla 1999). Andere Studien mit insgesamt mehreren tausend im ersten Trimenon exponierten Schwangeren konnten teratogene Effekte allerdings nicht bestätigen (z.B. Oberlander et al. 2008). Bei regelmäßiger Einnahme im letzten Trimenon sind schwerwiegende Symptome beim Neugeborenen möglich. Dosisabhängig können postpartal Atemdepression, Anpassungsstörungen wie Muskelhypertonie, Tremor bis zum wochenlang anhaltenden „Floppy-infant-Syndrom" mit Lethargie, Trinkschwäche, Tachypnoe, Tachykardie, Zyanose, Temperaturregulationsstörung und Muskelhypotonie auftreten, da Neugeborene Benzodiazepine wesentlich langsamer als Erwachsene metabolisieren.

Insgesamt sind bei Lorazepam eine sorgfältige Schwangerschaftsüberwachung und engmaschige psychiatrische Kontakte indiziert und geboten, um rechtzeitig Krisen bei der Mutter und Entwicklungskomplikationen beim Feten (Frühgeburtsbestrebungen, Wachstumsretardierung) begegnen zu können. In der Muttermilch wurde eine relative Dosis von etwa 5 % für Lorazepam errechnet. Symptome beim Kind wurden nicht beobachtet.

# Transkulturelle Aspekte der Angst

Angst ist eine komplexe, psychische und körperliche Reaktion auf verschiedenen Ebenen. Kognitive, affektive, somatische und motorische Symptome greifen ineinander. Kultur und Tradition haben Einfluss auf das Erleben und die Ausdrucksformen von Angst und Angststörungen und prägen entsprechend die Erklärungsmodelle für die psychischen und körperlichen Prozesse. So sind weltweit besondere klinische Ausprägungen von Angst und Angstsyndromen bekannt, die sich aus traditionellen Erklärungsansätzen heraus entwickelt haben. Diese regional verbreiteten Symptomkonstellationen werden in der transkulturellen Psychiatrie als **kulturabhängige Syndrome** (*culture bound syndromes*) bezeichnet. Nachfolgender, kurzer Überblick über neurotische Störungen und Angstsyndrome geht auf einige markante, durch soziokulturelle Faktoren geprägte, regional auftretende Erscheinungsformen ein.

In Nigeria besteht die Vorstellung von Angst als einem Insekt, das durch das Gehirn oder den Körper kriecht und entsprechend krankmachend wirkt („**Ode ori**"). Hingegen wird in Zentralafrika Angst als ein Erleben von „**zu viel Hitze im Kopf**" erklärt. In Indien wiederum ist das **„Dhat-Syndrom"** endemisch, bei dem es zur Angst besetzten Überzeugung kommt, dass Sperma über den Urin ausgeschieden wird, was den Verlust von Lebenskraft und Energie zur Folge hat.

Unter **„Koro"** wird in Südostasien – im Süden von China auch als **„Suo Yang"** bekannt – ein Angstsyndrom verstanden, bei dem das unaufhaltsame Schrumpfen des Genitals befürchtet wird, das sich in den Unterleib zurückzieht, was dann gleichbedeutend mit dem Tod ist: Entsprechend heftig sind die Angstreaktionen. Kulturübergreifend wird dieses Syndrom auch als *„genitales Retraktionssyndrom"* bezeichnet.

In Lateinamerika wird ein am ehesten einer Panikstörung entsprechendes Syndrom als **„Ataques de nervios"** bezeichnet. Attackenweise kommt es besonders bei Frauen zu Zuständen unkontrollierten Schreines, Weinens und Zitterns mit Hitzegefühl im Kopf und in der Brust. Aggressive Ausbrüche oder sogar selbstschädigende Handlungen können damit einhergehen. Psychisch belastende Ereignisse oder die Nachricht über schwerwiegende Verluste stehen typischerweise im Zusammenhang mit diesen Ausbrüchen.

**Latah** ist eine meist in Indonesien und Malaysia vorkommende übertriebene Reaktion auf eine beängstigende Situation oder ein Trauma, die durch einen tranceartigen Zustand mit Wiederholen von Worten oder Bewegungen (Echolalie, Echopraxie) gekennzeichnet ist. Der als Latah bezeichnete Zustand hat Überlappungen und kann als Dissoziation oder Konversionsstörung verstanden werden.

Ein lokal in Japan und Korea auftretendes Syndrom ist **„Taijin Kyofusho"**. Bei dieser Reaktion kommt es zu einem Vermeiden von zwischenmenschlichen Kontakten mit der Sorge, für andere belastend zu sein. Die Überschneidung zur sozialen Phobie ist offensichtlich, bei dem aber vielmehr die Befürchtung einer negativen Bewertung durch andere kennzeichnend ist.

Unter der Bezeichnung **„Hwa-Byung"** (Feuerkrankheit) wird in Korea ein Syndrom verstanden, bei dem es zu Ängsten, Depression und brennenden Bauchbeschwerden bei Frauen im mittleren Alter kommt. Die Klagen stehen oft im Zusammenhang mit Belastungsfaktoren, wie ehelichen Konflikten oder häuslichen Gewalterfahrungen.

# Historisches zu Angst und Angststörungen

## Sprachliches

Im Lateinischen gibt es mehrere Begriffe zur Beschreibung von Angst, Ängstlichkeit, Besorgnis, Furcht oder Schrecken (z.B. *„angor, anxietas, metus, pavor, timor, terror"*). Die verschiedenen Formen der Angst werden sprachlich unterschieden. Ein momentan starker, ängstlicher Affekt (*„angor"*), wird einem länger anhaltenden Zustand gegenüber gestellt (*„anxietas"*). Der Begriff „angor" bedeutet zugleich Atemnot (in sprachlicher Verwandtschaft zu „angustiae", die Enge). Das weist Parallelen zum heutigen Konzept der Panikzustände auf. Verwandte Begriffe finden sich in vielen Sprachen (franz.: *„angoisse"*, *„anxiété"*; engl. *„anguish"*, *„anxiety"*). Die Enge der Herzkranzgefäße ist als *„angina pectoris"* bekannt.

## Angstbegriff im Rückblick

Bis zum 19. Jahrhundert existierte kein Konzept, das Angst zum zentralen Symptom einer Erkrankung machte. Vielmehr wurde Angst als Zeichen einer körperlichen Störung gedeutet. Exemplarisch soll dafür die Schrift von Robert Burton stehen (*„Anatomy of Melancholy"*, 1621). In späteren Jahren erschienen allenfalls vereinzelte Berichte, die Parallelen zum Konzept der Angststörungen im heutigen Verständnis aufweisen. Zu erwähnen sind die Schriften des schottischen Neurologen Robert Whytt, der Angstattacken und deren Körpersymptome beschrieb (1765), sowie des französischen Arztes Boissier de Sauvages, der Angstzustände unter den Begriff der *„Panophobie"* fasste (1752).

Im 19. Jahrhundert änderte sich die Wahrnehmung von psychologischen Vorgängen auch mit den Anfängen der Epoche der deutschen Romantik. Ausführliche Fallberichte gehen zu jener Zeit auf Ängste und Konflikte ein, wie die Schrift des Deutschen Karl Wilhelm Ideler zeigt (*„Biographien Geisteskranker in ihrer psychologischen Entwicklung"*, 1841). Die erste Beschreibung von Panikattacken wird Otto Domrich um 1850 zugeschrieben, der Angstzustände in Verbindung zu kardiopulmonalen Beschwerden brachte (Stone 2010).

Eine zu jener Zeit weit verbreitete Störung war die **„Neurasthenie"**, eine Art *„reizbarer Schwäche"* die der amerikanische Neurologe *George Miller Beard* bekannt machte (1879). Siegmund Freud grenzte davon später den Begriff der **„Angstneurose"** mit den *„frei flottierenden Ängsten"* als charakteristisches Merkmal ab (1895). Er unterschied u.a. die Begriffe Furcht (*äußere Gefahr*) von Angst (*innere Gefahr*).
Erwähnenswert sind rückblickend die Arbeit von **Carl Westphal**, eine

genaue Beschreibung von Ängsten auf öffentlichen Plätzen (*"Die Agoraphobie, eine neuropathische Erscheinung"*, 1871), und die Arbeit des französischen Psychologen **Théodule Ribot**, der unter dem Begriff der *"Pantophobia"* bereits 1896 die generalisierte Angststörung von den spezifischen Phobien abgrenzte (Stone 2010).

**Burrhus F. Skinner** – bedeutendster Vertreter des Behaviorismus – interpretierte im 20. Jahrhundert den Angstbegriff als konditionierte Reaktion (1938), während der britische Psychoanalytiker Wilfred Bion auf die Bedeutung reaktivierter psychotischer Ängste aus der Kindheit hinwies (1967).

## Angststörung aus heutiger Sicht

Mit der Einführung von DSM-III (1980) bekamen die Angststörungen den Stellenwert eigener Diagnosen mit differenzierten eigenen diagnostischen Kriterien. Gestützt durch zahlreiche Forschungsergebnisse, einschließlich neurobiologischer Untersuchungsdaten, hat sich diese Klassifikation als grundsätzlich sinnvoll erwiesen, unbenommen der Schwächen durch Überlappungen und Schwierigkeiten der Abgrenzung. Im DSM-IV werden 12 Kategorien zur Klassifikation von Angststörungen unterschieden (Panikstörung ohne Agoraphobie, Panikstörung mit Agoraphobie, Agoraphobie ohne Panikstörung, Soziale Phobie, Spezifische Phobie, Generalisierte Angststörung, Zwangsstörung, Posttraumatische Belastungsstörung, akute Stressbelastung, Angststörung aufgrund organischer Störungen, Substanzinduzierte Angststörung und Angststörung nicht näher bezeichnet). Änderungen sind für das DSM-V vorgesehen – das für das Jahr 2013 erwartet wird – u.a. für die Klassifikation von Angststörungen bei Kinder- und Jugendlichen.

# Literatur zu Diagnostik der Angststörungen

Åsberg M, Montgomery SA, Perris C, et al. (1978) A comprehensive psychopathological rating scale. Acta Psychiatr Scand Suppl 271: 5-27

Bandelow B (1995) Assessing the efficacy of treatments for panic disorder and agoraphobia. II. The Panic and Agoraphobia Scale. Int Clin Psychopharmacol 10: 73-82

Beck AT, Emery G, Greenberg RL (1988) An inventory for measuring clinical anxiety. J Consult Clin Psychol 52: 1090-1097

Becker P (1997) Interaktionsfragebogen (IAF). Weinheim: Beltz

Breier A, Charney DS, Heninger GR. Agoraphobia with panic attacks: development, diagnostic stability, and course of illness. Arch Gen Psychiatry 43: 1029-1036

Cartwright-Hatton S, Wells A (1997) Beliefs about worry and intrusions: the Meta-Cognitions Questionnaire and its correlates. J Anxiety Disord 11: 279-96

Davidson JR, Miner CM, De Veaugh-Geiss J, Tupler LA, Colket JT, Potts NL (1997) The Brief Social Phobia Scale: a psychometric evaluation. Psychol Med 27:161-6

Derogatis LR, Lipman RS, Covi L (1976) Self-report symptom inventory. In: Guy W (ed) ECDEU Assessment Manual for Psychopharmacology, rev. edn. Rockville, Maryland, pp 313-331

Diagnostisches und Statistisches Manual Psychischer Störungen – Textrevision - DSM-IV-TR. Deutsche Bearbeitung von Saß H, Wittchen HU, Zaudig M, Houben I. Göttingen: Hogrefe, 2003

Fleet R, Matel P, Lavoie, et al. (2000) Non-fearful panic-disorder: a variant of panic in medical patients? Psychosomatics 41: 311-320

Hamilton M (1969) Diagnosis and rating of anxiety. In: Lader MH (ed) Studies of anxiety. Br J Psychiatry (Spec Publ 3): 76-79

Hoyer J, Margraf J (2003) Angstdiagnostik: Grundlagen und Testverfahren. Berlin: Springer

Kessler RC, Berglund P, Demler O et al. (2005). Lifetime prevalence and age-of-onset distributions of DSM-IV disorders in the National Comorbidity Survey Replication. Arch Gen Psychiatry 62: 593-602

Laux L, Glanzmann P, Schaffner P, Spielberger CD (1981) State-Trait-Angstinventar (STAI). Weinheim: Beltz

Liebowitz MR (1987) Social phobia. Mod Probl Pharmacopsychiatry 22: 141-173

Margraf J, Taylor CB, Ehlers A et al. (1987) Panic attacks in the natural environment. J Nerv Ment Dis 175: 558-565

Mattick RP, Peters L, Clarke JC (1989) Exposure and cognitive restructuring for social phobia: A controlled study. Behavior Therapy 20: 3-23

Meyer TJ, Miller ML, Metzger RL, Borkovec TD (1990) Development and validation of the Penn State Worry Questionnaire. Behav Res Ther 28: 487-95

Moffitt TE, Harrington H, Caspi A et al. (2007). Depression an generalized anxiety disorder: cumulative and sequential comorbidity in a birth cohort followed prospectively to age 32 years. Arch Gen Psychiatry 64: 651-660

Newman MG, Zuellig AR, Kachin KE, et al. (2002) Preliminary reliability and validity of the GAD-Q-IV: A revised self report measure of generalized anxiety disorder. Beh Ther 33:215-233

Shear MK, Brown TA, Barlow DH et al (1997): Multicenter collaborative Panic Disorder Severity Scale. Am J Psychiatry 154:1571–1575

Sheehan DV (1982) Sheehan Panic and Anticipatory Anxiety Scale. In: Keller PA, Ritt LG (eds) Inovations in clinical practice. A source book. Vol 6, pp 34-37. Sarasota, FL, USA: Professional Resource Exchange

Snaith RP, Baugh SJ, Husain A, Sipple MA (1982) The Clinical Anxiety Scale: an instrument derived from the Hamilton Anxiety Scale. 141:518-23

Spielberger CD, Gorsuch RL, Lushene RE (1970) State-trait anxiety inventory (Self-evaluation questionnaire). Consulting Psychologists Press, Palo Alto

Taylor J (1953) A personality scale of manifest anxiety. J Abnorm Soc Psychol 48: 285-290

Turner SM, Beidel DC, Dancu CV, Stanley MA (1989) An empirically derived inventory to measure social fears and anxiety: The social phobia and anxiety inventory (SPAI). Psychological Assessment 1: 35-40

Wells (1994) A multidimensional measure of worry. Development and preliminary validation of the anxious thoughts inventory. Anxiety Stress and Coping 6: 289-299

Weltgesundheitsorganisation (WHO) ICD-10 Kapitel V (F). Internationale Klassifikation psychischer Störungen. Klinisch-diagnostische Leitlinien. Deutsche Übersetzung von Dilling H, Mombour W, Schmidt MH (Hrsg.) Bern: Huber, 2008

Wolpe J, Lang PJ (1964) A fear survey for use in behaviour therapy. Behav Res Ther 2: 27-30

Zung WWK (1971) A rating scale for the anxiety disorders. Psychosomatics 12: 371-379

Zung WWK (1976) SAS-Self rating anxiety scale. In: Guy W (ed) ECDEU Assessment Manual for Psychopharmacology, rev. edn. Rockville, Maryland, pp 337-340

# Literatur zu Genetik von Angsterkrankungen

Alsene K, Deckert J, Sand P, de Wit H (2003) Association between A2a receptor gene polymorphisms and caffeine-induced anxiety. Neuropsychopharmacology 28:1694-1702

Brocke B, Armbruster D, Muller J, Hensch T, Jacob CP, Lesch KP, Kirschbaum C, Strobel A (2006) Serotonin transporter gene variation impacts innate fear processing: Acoustic startle response and emotional startle. Mol Psychiatry 11:1106-1112

Childs E, Hohoff C, Deckert J, Xu K, Badner J, de Wit H (2008) Association between ADORA2A and DRD2 polymorphisms and caffeine-induced anxiety. Neuropsychopharmacology 33:2791-2800

Crowe RR, Goedken R, Samuelson S, Wilson R, Nelson J, Noyes R Jr (2001) Genomewide survey of panic disorder. Am J Med Genet 105:105-109

Crowe RR, Noyes R Jr, Wilson AF, Elston RC, Ward LJ (1987) A linkage study of panic disorder. Arch Gen Psychiatry 44:933-937

Deckert J, Arolt V (2000) Genetische Forschung in der Psychiatrie: Fortschritt und Ethische Verantwortung. In: Raem A, Braun R, Fenger M, Michaelis M, Nikol S, Winter S (Hrsg.) Genmedizin. Berlin: Springer. S. 477-491

Deckert J, Catalano M, Syagailo YV, Bosi M, Okladnova O, Di Bella D, Nothen MM, Maffei P, Franke P, Fritze J, Maier W, Propping P, Beckmann H, Bellodi L, Lesch KP (1999) Excess of high activity monoamine oxidase A gene promoter alleles in female patients with panic disorder. Hum Mol Genet 8:621-624

Deckert J, Nothen MM, Franke P, Delmo C, Fritze J, Knapp M, Maier W, Beckmann H. Propping P (1998) Systematic mutation screening and association study of the A1 and A2a adenosine receptor genes in panic disorder suggest a contribution of the A2a gene to the development of disease. Mol Psychiatry 3:81-85

Domschke K, Dannlowski U (2010) Imaging genetics of anxiety disorders, Neuroimage 53:822-831

Domschke K, Deckert J (2007) Genetics of anxiety disorders. Current clinical and molecular research. Nervenarzt 78:825-833

Domschke K, Reif A, Weber H, Richter J, Hohoff C, Ohrmann P, Pedersen A, Bauer J, Suslow T, Kugel H, Heindel W, Baumann C, Klauke B, Jacob C, Maier W, Fritze J, Bandelow B, Krakowitzky P, Rothermundt M, Erhardt A, Binder E, Holsboer F, Gerlach A, Kircher T, Lang T, Alpers G, Ströhle A, Fehm L, Gloster A, Wittchen HU, Arolt V, Pauli P, Hamm A, Deckert J (2010) Neuropeptide S receptor (NPSR) gene – converging evidence for a role in panic disorder. Mol Psychiatry; in Druck (PMID: 20603625)

Domschke K, Stevens S, Beck B, Baffa A, Hohoff C, Deckert J, Gerlach AL (2009) Blushing propensity in social anxiety disorder: influence of serotonin transporter gene variation. J Neural Transm 116:663-666

Domschke K, Ohrmann P, Braun M, Suslow T, Bauer J, Hohoff C, Kersting A, Engelien A, Arolt V, Heindel W, Deckert J, Kugel H. (2008) Influence of the catechol-O-methyltransferase val158met genotype on amygdala and prefrontal cortex emotional processing in panic disorder. Psychiatry Res 163:13-20

Domschke K, Deckert J, O'Donovan MC, Glatt SJ (2007) Meta-analysis of COMT val158met in panic disorder: ethnic heterogeneity and gender specificity. Am J Med Genet B Neuropsychiatr Genet 144:667-673

Domschke K, Braun M, Ohrmann P, Suslow T, Kugel H, Bauer J, Hohoff C, Kersting A, Engelien A, Arolt V, Heindel WL, Deckert J (2006) Association of the functional -1019C/G 5-HT1A polymorphism with prefrontal and amygdala activation measured with 3T fMRI in panic disorder. Int J Neuropsychopharmacol 9:349-355

Domschke K, Freitag CM, Kuhlenbaumer G, Schirmacher A, Sand P, Nyhuis P, Jacob C, Fritze J, Franke P, Rietschel M, Garritsen HS, Fimmers R, Nothen MM, Lesch KP, Stogbauer F. Deckert J (2004) Association of the functional V158M catechol-O-methyl-transferase polymorphism with panic disorder in women. Int J Neuropsychopharmacol 7:183-188

Donner J, Haapakoski R, Ezer S, Melén E, Pirkola S, Gratacòs M, Zucchelli M, Anedda F, Johansson LE, Söderhäll C, Orsmark-Pietras C, Suvisaari J, Martín-Santos R, Torrens M, Silander K, Terwilliger JD, Wickman M, Pershagen G, Lönnqvist J, Peltonen L, Estivill X, D'Amato M, Kere J, Alenius H, Hovatta I (2010) Assessment of the neuropeptide S system in anxiety disorders. Biol Psychiatry 68:474-483

Erhardt A, Czibere L, Roeske D, Lucae S, Unschuld PG, Ripke S, Specht M, Kohli MA, Kloiber S, Ising M, Heck A, Pfister H, Zimmermann P, Lieb R, Pütz B, Uhr M, Weber P, Deussing JM, Gonik M, Bunck M, Keßler MS, Frank E, Hohoff C, Domschke K, Krakowitzky P, Maier W, Bandelow B, Jacob C, Deckert J, Schreiber S, Strohmaier J, Nöthen M, Cichon S, Rietschel M, Bettecken T, Keck ME, Landgraf R, Müller-Myhsok B, Holsboer F, Binder EB (2011) TMEM132D, a new candidate for anxiety phenotypes: evidence from human and mouse studies. Mol Psychiatry 16:647-663

Furmark T, Henningsson S, Appel L, Ahs F, Linnman C, Pissiota A, Faria V, Oreland L, Bani M, Pich EM, Eriksson E, Fredrikson M (2009) Genotype over-diagnosis in amygdala responsiveness: affective processing in social anxiety disorder. J Psychiatry Neurosci 34:30–40

Furmark T, Appel L, Henningsson S, Ahs F., Faria V, Linnman C, Pissiota A, Frans O, Bani M, Bettica P, Pich EM, Jacobsson E, Wahlstedt K, Oreland L, Langstrom B, Eriksson E, Fredrikson M (2008) A link between serotonin-related gene polymorphisms, amygdala activity, and placebo-induced relief from social anxiety. J Neurosci 28:13066–13074.

Fyer AJ, Hamilton SP, Durner M, Haghighi F, Heiman GA, Costa R, Evgrafov O, Adams P, de Leon AB, Taveras N, Klein DF, Hodge SE, Weissman MM, Knowles JA (2006) A third-pass genome scan in panic disorder: evidence for multiple susceptibility loci. Biol Psychiatry 60:388-401

Gelernter J, Page GP, Stein MB, Woods SW (2004) Genome-wide linkage scan for loci predisposing to social phobia: evidence for a chromosome 16 risk locus. Am J Psychiatry 161:59-66

Gelernter J, Page GP, Bonvicini K, Woods SW, Pauls DL, Kruger S (2003) A chromosome 14 risk locus for simple phobia: results from a genomewide linkage scan. Mol Psychiatry 8:71-82

Gelernter J, Bonvicini K, Page G, Woods SW, Goddard AW, Kruger S, Pauls DL, Goodson S (2001) Linkage genome scan for loci predisposing to panic disorder or agoraphobia. Am J Med Genet 105:548-557

Hamilton SP, Slager SL, Baisre de Leon A, Heiman GA, Klein DF, Hodge SE, Weissman MM, Fyer AJ, Knowles JA (2004) Evidence for genetic linkage between a polymorphism in the adenosine 2A receptor and panic disorder. Neuropsychopharmacology 29:558-565

Hamilton SP, Fyer AJ, Durner M, Heiman GA, Baisre de Leon A, Hodge SE, Knowles JA, Weissman MM (2003) Further genetic evidence for a panic disorder syndrome mapping to chromosome 13q. Proc Natl Acad Sci U S A 100:2550-2555

Hamilton SP, Slager SL, Heiman GA, Deng Z, Haghighi F, Klein DF, Hodge SE, Weissman MM, Fyer AJ, Knowles JA (2002) Evidence for a susceptibility locus for panic disorder near the catechol-O-methyltransferase gene on chromosome 22. Biol Psychiatry 51:591-601

Hariri AR, Mattay VS, Tessitore A, Kolachana B, Fera F, Goldman D, Egan MF, Weinberger DR (2002) Serotonin transporter genetic variation and the response of the human amygdala. Science 297:400-403

Hettema JM, Neale MC, Kendler KS (2001) A review and meta-analysis of the genetic epidemiology of anxiety disorders. Am J Psychiatry 158:1568-1578

Hohoff C, Mullings EL, Heatherley SV, Freitag CM, Neumann LC, Domschke K, Krakowitzky P, Rothermundt M, Keck ME, Erhardt A, Unschuld PG, Jacob C, Fritze J, Bandelow B, Maier W, Holsboer F, Rogers PJ, Deckert J. (2010) Adenosine A(2A) receptor gene: Evidence for association of risk variants with panic disorder and anxious personality. J Psychiatr Res; in Druck(PMID: 20334879)

Horwath E, Wolk SI, Goldstein RB, Wickramaratne P, Sobin C, Adams P, Lish JD, Weissman MM (1995) Is the comorbidity between social phobia and panic disorder due to familial cotransmission or other factors? Arch Gen Psychiatry 52:574-582

Hösing VG, Schirmacher A, Kuhlenbaumer G, Freitag C, Sand P, Schlesiger C, Jacob C, Fritze J, Franke P, Rietschel M, Garritsen H, Nothen MM, Fimmers R, Stogbauer F, Deckert J (2004) Cholecystokinin- and cholecystokinin-B-receptor gene polymorphisms in panic disorder. J Neural Transm Suppl 147-156

Jacob C, Domschke K, Gajewska A, Warrings B, Deckert J (2010) Genetics of panic disorder: focus on association studies and therapeutic perspectives. Expert Rev Neurother 10:1273-1284

Kaabi B, Gelernter J, Woods SW, Goddard A, Page GP, Elston RC (2006) Genome scan for loci predisposing to anxiety disorders using a novel multivariate approach: strong evidence for a chromosome 4 risk locus. Am J Hum Genet 78:543-553

Kendler KS, Karkowski LM, Prescott CA (1999) Fears and phobias: reliability and heritability. Psychol Med 29:539-553

Kennedy JL, Bradwejn J, Koszycki D, King N, Crowe R, Vincent J, Fourie O (1999) Investigation of cholecystokinin system genes in panic disorder. Mol Psychiatry 4:284-285

Klauke B, Deckert J, Reif A, Pauli P, Zwanzger P, Baumann C, Glöckner-Rist A, Domschke K, Serotonin transporter gene and childhood trauma – a GxE effect on anxiety sensitivity; Depress Anxiety; in Druck

Klauke B, Deckert J, Reif A, Pauli P, Domschke K (2010) Life events in panic disorder - An update on "candidate stressors". Depress Anxiety 27:716-730

Knowles JA, Fyer AJ, Vieland VJ, Weissman MM, Hodge SE, Heiman GA, Haghighi F, de Jesus GM, Rassnick H, Preud'homme-Rivelli X, Austin T, Cunjak J, Mick S, Fine LD, Woodley KA, Das K, Maier W, Adams PB, Freimer NB, Klein DF, Gilliam TC (1998) Results of a genome-wide genetic screen for panic disorder. Am J Med Genet 81:139-147

Lenze EJ, Goate AM, Nowotny P, Dixon D, Shi P, Bies RR, Lotrich FK, Rollman BL, Shear MK, Thompson PA, Andreescu C, Pollock BG (2010) Relation of serotonin transporter genetic variation to efficacy of escitalopram for generalized anxiety disorder in older adults. J Clin Psychopharmacol 30:672-677

Lesch KP, Bengel D, Heils A, Sabol SZ, Greenberg BD, Petri S, Benjamin J, Muller CR, Hamer DH, Murphy DL (1996) Association of anxiety-related traits with a polymorphism in the serotonin transporter gene regulatory region. Science 274:1527-1531

Lochner C, Hemmings S, Seedat S, Kinnear C, Schoeman R, Annerbrink K, Olsson M, Eriksson E, Moolman-Smook J, Allgulander C, Stein DJ (2007) Genetics and personality traits in patients with social anxiety disorder: a case-control study in South Africa. Eur Neuropsychopharmacol 17:321-327

Maier W, Lichtermann D, Minges J, Oehrlein A, Franke P (1993) A controlled family study in panic disorder. J Psychiatr Res 27:79-87

Maier W, Lichtermann D, Minges J, Heun R (1992) Personality traits in subjects at risk for unipolar major depression: a family study perspective. J Affect Disord 24:153-163

Marks IM, Herst ER (1970) A survey of 1200 agoraphobics in Britain. Soc Psychiatry 5:16-24

Maron E, Nikopensius T, Koks S, Altmae S, Heinaste E, Vabrit K, Tammekivi V, Hallast P, Koido K, Kurg A, Metspalu A, Vasar E, Vasar V, Shlik J (2005) Association study of 90 candidate gene polymorphisms in panic disorder. Psychiatr Genet 15:17-24

McGrath M, Kawachi I, Ascherio A, Colditz GA, Hunter DJ, De Vivo I (2004) Association between catechol-O-methyltransferase and phobic anxiety. Am J Psychiatry 161:1703-1705

Montag C, Buckholtz JW, Hartmann P, Merz M, Burk C, Hennig J, Reuter M (2008) COMT genetic variation affects fear processing: psychophysiological evidence. Behav Neurosci 122:901-909

Okamura N, Hashimoto K, Iyo M, Shimizu E, Dempfle A, Friedel S, Reinscheid RK (2007) Gender-specific association of a functional coding polymorphism in the Neuropeptide S receptor gene with panic disorder but not with schizophrenia or attention-deficit/hyperactivity disorder. Prog Neuropsychopharmacol Biol Psychiatry 31:1444-1448

Perna G, Favaron E, DiBella D, Bussi R, Bellodi L (2005) Antipanic efficacy of paroxetine and polymorphism within the promoter of the serotonin transporter gene. Neuropsychopharmacol 30:2230-2235

Rogers PJ, Hohoff C, Heatherley SV, Mullings EL, Maxfield PJ, Evershed RP, Deckert J, Nutt DJ (2010) Association of the anxiogenic and alerting effects of caffeine with ADORA2A and ADORA1 polymorphisms and habitual level of caffeine consumption. Neuropsychopharmacology 35:1973-1983

Rowe DC, Stever C, Gard JM, Cleveland HH, Saunders ML, Abramowitz A, Kozol ST, Mohr JH, Sherman SL, Waldman ID (1998) The relation of the dopamine transporter gene (DAT1) to symptoms of internalizing disorders in children. Behav Genet 28:215-225

Samochowiec J, Hajduk A, Samochowiec A, Horodnicki J, Stepien G, Grzywacz A, Kucharska-Mazur J (2004) Association studies of MAO-A, COMT, and 5-HTT genes polymorphisms in patients with anxiety disorders of the phobic spectrum. Psychiatry Res 128:21-26

Schruers K, Esquivell G, van Duinen M, Wichers M, Kenis G, Colasanti A, Knuts I, Goossens L, Jacobs N, van Rozendaal J, Smeets H, van Os J, Griez E. Genetic moderation of CO2 induced fear by 5-HTTPLPR genotype. J Psychopharmacol; in Druck (PMID: 20584994)

Segman RH, Shalev AY (2003) Genetics of posttraumatic stress disorder. CNS Spectr 8:693-698

Smoller JW, Yamaki LH, Fagerness JA, Biederman J, Racette S, Laird NM, Kagan J, Snidman N, Faraone SV, Hirshfeld-Becker D, Tsuang MT, Slaugenhaupt SA, Rosenbaum JF, Sklar P (2005) The corticotropin releasing hormone gene and behavioral inhibition in children at risk for panic disorder. Biol Psychiatry 57:1485-1492

Stein MB, Schork NJ, Gelernter J (2008) Gene-by-environment (serotonin transporter and childhood maltreatment) interaction for anxiety sensitivity, an intermediate phenotype for anxiety disorders. Neuropsychopharmacology 33:312-319

Stein MB, Seedat S, Gelernter J (2006) Serotonin transporter gene promoter polymorphism predicts SSRI response in generalized social anxiety disorder. Psychopharmacology (Berl) 187:68-72

Stein MB, Jang KL, Livesley WJ (1999) Heritability of anxiety sensitivity. Am J Psychiatry 156:246-251

Tadic A, Rujescu D, Szegedi A, Giegling I, Singer P, Moller HJ, Dahmen N (2003) Association of a MAOA gene variant with generalized anxiety disorder, but not with panic disorder or major depression. Am J Med Genet B Neuropsychiatr Genet 117:1-6

Thorgeirsson TE, Oskarsson H, Desnica N, Kostic JP, Stefansson JG, Kolbeinsson H, Lindal E, Gagunashvili N, Frigge ML, Kong A, Stefansson K, Gulcher JR (2003) Anxiety with panic disorder linked to chromosome 9q in Iceland. Am J Hum Genet 72:1221-1230

Vieland VJ, Goodman DW, Chapman T, Fyer AJ (1996) New segregation analysis of panic disorder. Am J Med Genet 67:147-153

Yevtushenko OO, Oros MM, Reynolds GP (2010) Early response to selective serotonin reuptake inhibitors in panic disorder is associated with a functional 5-HT1A receptor gene polymorphism. J Affect Disord 123:308-311

# Literatur zu Neurobiologie der Angststörungen

Abdou AM, Higashiguchi S, Hoie K (2006) Relaxation and immunity enhancement effects of gamma-aminobutyric acid (GABA) administration in humans. Biofactors 26: 201-208

Bremner JD, Krystal JH, Southwick SM et al. (1996) Noradrenergic mechanisms in stress and anxiety, preclinical studies. Synapse 23: 28-38

Cannon WB (1927) The James Lange theory of emotions: a critical examination and an alternative theory. Am J Psychol 39: 106-124

Cameron OG, Huang GC, Nichols T (2007) Reduced gamma-aminobutyric-acid A-benzodiazepine binding sites in insular cortex of individuals with panic disorder. Arch Gen Psychiatry 64:793-800

Charney DS, Bremner JD. The neurobiology of anxiety disorders. In: Neurobiology of Mental Illness (eds): Charney DS, Nestler EJ, Bunney SS. Oxford University Press, Oxford 1999

Davis M (1992) The role of the amygdala in fear and anxiety. Annu Rev Neurosci 15: 353-375

Del Ben CM, Graeff FG (2009) Panic disorder: Is the PAG involved? Neural Plasticity 1-9

Gentil V. The aversive system, 5HT and panic attacks. In: Simon P et al. (eds) Animal models of psychiatric disorders. Vol. 1. Karger, Basel, 1988

Gould E, McEwen BS, Tanapat P et al. (1997) Neurogenesis in the dentate gyrus of the adult tree shrew is regulated by psychosocial stress and NMDA receptor activation. J Neurosci 17:2492-2498

Hamilton S, Haghighi F, Heiman G et al. (2000) Investigation of dopamine receptor (DRD4) and dopamine transporter (DAT) polymorphisms for genetic linkage or association to panic disorder. Am J Med Genetics 96: 324-330

Holmes A (2008) Genetic variation in cortico-amygdala serotonin function and risk for stress-related disease. Neurosci Biobehav Rev 32: 1293-1314

Kennedy J, Neves-Pereira M, King N et al. (2001) Dopamine system genes not linked to social phobia. Psychiatr Genetics 11: 213-217

LeDoux (1996) The Emotional Brain: The mysterious underpinnings of emotional life. Simon & Schuster, New York

Pande AC, Crockatt JG, Feltner DE et al. (2003) Pregabalin in generalized anxiety disorder: a placbo-controlled trial. Am J Psychiatry 160: 533-540

Papez JW (1937) A proposed mechanism of emotion. AMA Archives of Neurology and Psychiatry 38: 725-743

Paulus MP, Stein MB (2006) An insular view of anxiety. Biological Psychiatry 60, 383-387

Petty F, Kramer G, Wilson L (1996) Prevention of learned helplessness: in vivo correlation with cortical serotonin. Pharmacol Biochem Behav 43: 361-367

Rauch SL, Shin LM, Phelps EA (2006) Neurocircuitry models of posttraumatic stress disorder and extinction: human neuroimaging research: past, present and future. Biol Psychiatry 63: 1225-1236

Ressler KJ, Mayberg HS (2007) Targeting abnormal neural circuits in mood and anxiety disorders: from the laboratory to the clinic. Nature Neuroscience 10: 1116-1124

Santarelli L, Saxe M, Gross C et al. (2003) Requirement ob hippocampal neurogenesis for the behavioural effects of antidepressants. Science 301:805-809

Vogt BA, Finch DM, Olson CR (1992) Functional heterogeneity in cingulated cortex: the anterior executive and posterior evaluative regions. Cereb Cortex 2: 435-443

# Literatur zu den Kapiteln Epidemiologie, Ökonomie, Differenzierung und Pharmakotherapie von Angststörungen

Baldwin DS, Anderson IM, Nutt DJ, Bandelow B et al. (2005) Evidence-based guidelines for the pharmacological treatment of anxiety disorders: recommendations from the British Association for Psychopharmacology. J Psychopharmacol 19: 567-96

Baldwin DS, Huusom AK, Maehlum E (2006) Escitalopram and paroxetine in the treatment of generalized anxiety disorder: randomised, placebo-controlled, double-blind study. Br J Psychiatry 189: 264-72

Ball SG, Kuhn A, Wall D, Shekhar A et al. (2005) Selective serotonin reuptake inhibitor treatment for generalized anxiety disorder: a double-blind, prospective comparison between paroxetine and sertraline. J Clin Psychiatry 66: 94-9

Bandelow B, Broocks A (2006) Generalisierte Angststörungen – Hypothesen zur Ätiologie. In: Bandelow B (ed.). Angst- und Panikerkrankungen. UNI-MED, Bremen: 105-8

Bandelow B et al. (2007) Die medikamentöse Behandlung der generalisierten Angststörung – Ein Konsensuspapier. Psychopharmakotherapie 14: 136-142

Bandelow B (2006) Taschenatlas GAD-Generalisierte Angststörung in Klinik und Praxis. Aesopus, Linkenheim-Hochstetten

Bandelow B, Zohar J, Hollander E, Kasper S et al. (2002) World Federation of Societies of Biological Psychiatry (WFSBP) guidelines for the pharmacological treatment of anxiety, obsessive-compulsive and posttraumatic stress disorders. World J Biol Psychiatry 3: 171-99

Beekmann ATF, Bremmer MA, Deeg DJ et al. (1998) Anxiety disorders in later life: a report from the Longitudinal Aging Study Amsterdam. J Geriat Psychiat 13: 717-726

Benkert O, Hippius H (2011) Kompendium der Psychiatrischen Pharmakotherapie. Springer, Heidelberg

Boerner RJ (2006) Behandlung von Angststörungen – Pharmakotherapie der Angststörungen. In: Möller HJ (ed.). Therapie psychiatrischer Erkrankungen. 3. Aufl. Stuttgart: Thieme, 730-52

Boerner RJ (2005) Diagnostik und Therapie der Generalisierten Angststörung. Fortschr Neurol Psychiat 73: 694-706

Böning J (1986) Tranquilizer- und Analgetika-Abhängigkeit. In: Hippius H, Greil W (ed.) Psychiatrie für die Praxis 4, Missbrauch und Abhängigkeit. MMV Medizin, München, 52-64

Brawman-Mintzer O, Knapp RG, Nietert PJ (2005) Adjunctive risperidone in generalized anxiety disorder: a double-blind, placebo-controlled study. J Clin Psychiatry 66: 1321-5

Bryans JS, Wustrow DJ (1999) 3-Substituted GABA analogs with central nervous system activity: a review. Med Res Rev 16: 519-526

Burchard JM, Meermann R (1987) Aktuelle Empfehlungen zur Verordnung von Benzodiazepinen (Ergebnisse eines Expertengespräches in Hamburg 1987), Wyeth Service

Davidson JR, Bose A, Korotzer A, Zheng H (2004) Escitalopram in the treatment of generalized anxiety disorder: double-blind, placebo controlled, flexible-dose study. Depress Anxiety 19: 234-40

Dooley DJ, Donovan CM, Pugsley TA (2000) Stimulus-dependant modulation of [3H]norepinephrine release from rat neocortical slices by gabapentin and pregabalin. J Pharmacol Exp Ther 295: 1086-1093

Fachinformation Anafranil® (Clomipramin). Dolorgiet (2009)

Fachinformation Anxut® (Buspiron). Eisai GmbH (2006)

Fachinformation Aponal® 100 (Doxepin). Cheplapharm (2009)

Fachinformation Atarax® (Hydroxyzin). UCB Pharma (2010)

Fachinformation Aurorix® (Moclobemid). MEDA Pharma (2010)

Fachinformation Cipralex® (Escitalopram). Lundbeck (2010)

Fachinformation Cipramil® (Citalopram). Lundbeck (2010)

Fachinformation Cymbalta® (Duloxetin). Lilly Deutschland (2011)

Fachinformation Diazepam STADA® (Diazepam). STADApharm (2010)

Fachinformation Dociton® (Propranolol). Mibe Arzneimittel (2011)

Fachinformation Insidon® (Opipramol). Novartis Pharma (2008)

Fachinformation Lyrica® (Pregabalin). Pfizer (2010)

Fachinformation Seroxat® (Paroxetin). GlaxoSmithKline (2011)

Fachinformation Tafil® (Alprazolam). Pfizer (2011)

Fachinformation Tavor® (Lorazepam). Pfizer (2010)

Fachinformation Trevilor® ret. (Venlafaxin). Pfizer (2010)

Fachinformation Zoloft® (Sertralin). Pfizer (2010)

Faust V (1987) Tranquilizer: Möglichkeiten - Grenzen - Gefahren. Med Mo Pharm 10/3: 68-73

Feighner JP, Merideth CH, Hendrickson GA (1982) A double-blind comparison of buspirone and diazepam in outpatients with generalized anxiety disorder. J Clin Psychiatry 43: 103-8

Feltner DE, Crockatt JG, Dubovsky SJ et al. (2003) A randomized, double-blind, placebo-controlled, fixed-dose, multicenter study of pregabalin in patients with generalized anxiety disorder. J Clin Psychopharmacol 23: 240-249

Field MJ, Oles RJ, Singh L (2001) Pregabalin may represent a novel class of anxiolytic agents with a broad spectrum of activity. Br J Pharmacol 132: 1-4

Fink K, Dooley DJ, Meder WP et al. (2002) Inhibition of neuronal $Ca^{2+}$ influx by gabapentin and pregabalin in the human neocortex. Neuropharmacology 42: 229-236

Goodwin RD, Gorman JM (2002) Psychopharmacologic treatment of generalized anxiety disorder and the risk of major depression. American Journal of Psychiatry 159: 1935-1937

Gorman JM (2002) Treatment of Generalized Disorder. J Clin Psychiatry 63 (Suppl.8): 17-23

Kasper S, Danzinger R, Kapfhammer HP et al. (2004) Angststörungen - Medikamentöse Therapie. State of the Art 2004. CliniCum Psy Sonderausgabe November 2004

Kemper N, Poser W, Poser S (1980) Benzodiazepin-Abhängigkeit. Deutsche Med Wochenschr 105/49: 1707-1712

Kessler et al. (2001) In: Rossi AS (ed.). Chicago: University of Chicago Press (for work impairment results). pp 403-426

Kessler RC, Berglund P, Demler O et al. (2005) Lifetime prevalence and age-of-onset distributions of DSM-IV disorders in the National Comorbidity Survey Replication. Arch Gen Psychiat 62: 593-602

Klotz U (1985) Tranquillantien: Therapeutischer Einsatz und Pharmakologie. Wissenschaftl. Verlagsgesellschaft, Stuttgart

Klotz U (1988) Einführung in die Pharmakokinetik. Govi, Frankfurt a. M.

Lader M, Scotto JC (1998) A multicentre double-blind comparison of hydroxyzine, buspirone and placebo in patients with generalized anxiety disorder. Psychopharmacology (Berl) 139: 402-6

Laux G, König W (1985) Benzodiazepine: Langzeiteinnahme oder Abusus, Deutsche Med Wochenschr 110: 1285-1290

Laux G (1987) Nutzen und Risiken der Therapie mit Benzodiazepinen. In: Helmchen H, Hippius H (ed.) Psychiatrie für die Praxis 5. MMV Medizin, München, 121-128

Linden M, Zubraegel D, Baer T, Franke U, Schlattmann P (2005) Efficacy of Cognitive Behaviour Therapy in Generalized Anxiety Disorders. Psychother Psychosom 74: 36-42

Montgomery SA, Tobias K, Zornberg GL, Kasper S et al. (2006) Efficacy and safety of pregabalin in the treatment of generalized anxiety disorder: a 6-week, multicenter, randomized, double-blind, placebo-controlled comparison of pregabalin and venlafaxine. J Clin Psychiatry 67: 771-82

Möller HJ, Volz HP, Reimann IW, Stoll KD (2001) Opipramol for the treatment of generalized anxiety disorder: a placebo-controlled trial including an alprazolam-treated group. J Clin Psychopharmacol 21: 59-65

Müller WE (1989) Fragen aus der Praxis: Von Benzodiazepinen mit Benzodiazepinen entwöhnen? Med Mo Pharm 12/3: 94-97

Müller WE (1989) Neuronale Wirkung der Benzodiazepine. TW Neurologie Psychiatrie 3: 145-156

Müller WE (1990) Benzodiazepine '90 (I), eine nicht mehr unproblematische Arzneimittelgruppe: Pharmakologische Grundlagen, Differentialdiagnostik und therapeutische Aspekte. Therapiewoche 40: 3170-3175

Müller WE (1990) Benzodiazepine '90 (II), eine nicht mehr unproblematische Arzneimittelgruppe: Abhängigkeits- und Suchtproblematik, mögliche Alternativen. Therapiewoche 40: 3635-3641

Müller-Oerlinghausen B (1985) Medikamentenmissbrauch und -abhängigkeit (Iatrogene Aspekte). In: Helmchen H, Hippius H (ed.) Psychiatrie für die Praxis 1. MMV Medizin, München, 141-149

Nelson J, Chouinard G (1999) Guidelines for the clinical use of benzodiazepines: pharmacokinetics, dependency, rebound and withdrawal. Canadian Society for Clinical Pharmacology. Can J Clin Pharmacol 6: 69-83

Pande AC, Crockatt JG, Feltner DE, Janney CA et al. (2003) Pregabalin in generalized anxiety disorder: a placebo-controlled trial. Am J Psychiatry 160: 533-40

Pande AC, Crockatt JG, Feltner DE et al. (2006) Efficacy and Safety of Pregabalin in the Treatment of Generalized Anxiety Disorder: A 6-Week, Multicenter, Randomized, Double-Blind, Placebo-Controlled Comparison of Pregabalin and Venlafaxine. J Clin Psychiatry 67: 771-782

Pohl RB, Feltner DE, Fieve RR, Pande AC (2005) Efficacy of pregabalin in the treatment of generalized anxiety disorder. Double-blind, placebo-controlled comparison of BID versus TID dosing. J Clin Psychopharmacol 25: 151-158

Poser W (1984) Tranquilizer-Missbrauch und -Abhängigkeit. Münch med Wschr 126: 1205-1209

Reinbold H (1986) Möglichkeiten zur Einschränkung des Risikos des Medikamentenmissbrauchs sowie der Medikamentenabhängigkeit. Pharm Ztg 131: 412-417

Reinbold H (1989) Diagnostik der Medikamentenabhängigkeit mit Hilfe von Urinanalysen. Psycho 15/11: 850-857

Reinbold H (1998) Benzodiazepine und Nicht-Benzodiazepine – Pharmakologische, pharmakokinetische und klinische Aspekte. PsychoGen, Dortmund

Reinbold H, Assion HJ (2011) Antidepressiva – Pharmakologische und klinische Aspekte. PsychoGen, Dortmund

Rickels K, Pollack MH, Sheehan DV, Haskins (2000) Efficacy of extended-release venlafaxine in nondepressed outpatients with generalized anxiety disorder. Am J Psychiatry 157: 968-974

Rickels K, Pollack MH, Feltner DE, Lydiard RB et al. (2005) Pregabalin for treatment of generalized anxiety disorder: a 4-week, multicenter, double-blind, placebo-controlled trial of pregabalin and alprazolam. Arch Gen Psychiatry 62: 1022-30

Rynn MA, Brawman-Mintzer (2004) Generalized Anxiety Disorder: Acute and Chronic Treatment. CNS Spectrums 9 (10): 716-723

Schmidt LG (1988) Zur Durchführung des Benzodiazepin-Entzuges, Arzneiverordnung in der Praxis 7, Arzneimittel-Informationsdienst e.V., 78-79

Schöning S, Deckert J, Zwanzger P (2009) Diagnostik und Therapie bei Angsterkrankungen: Panik, Generalisierte Angststörung, Soziale Phobie. Neurotransmitter 3: 46-52

Skre I, Onstad S, Torgersen S, Lygren S et al. (1993) A twin study of DSM-III-R anxiety disorders. Acta Psychiatr Scand 88: 85-92

Soyka M, Steinberg R, Vollmer M (1988) Entzugsphänomene bei schrittweisem Benzodiazepinentzug. Nervenarzt 59/12: 744-748

Üstün T B, Sartorius N (1995) Mental illness in general health care: an international study. Chichester, New York: John Wiley & Son.

Volz HP, Möller HJ (1998) Opipramol bei Angst- und Somatisierungsstörungen. Fortschr Neurol Psychiat 66 (Sonderheft I/98): 21-4

Wittchen HU, Jacobi F (2005) Size and burden of mental disorders in Europe – a critical review and appraisal of 27 studies. Eur Neuropsychopharmacol 15: 357-76

Wittchen HU, Kessler RC, Beesdo K et al. (2002) Generalized anxiety and depression in primary care: prevalence, recognition and management. J of Clin Psychiat 63(8): 24-34

Wolf B, Rüther E (1984) Benzodiazepinabhängigkeit. Münch Med Wochenschr 126: 294-296

Weitere Literatur bei den Verfassern

# Literatur zu Psychotherapie der Angststörungen

Alsleben H, Hand I (2006) Soziales Kompetenztraining. Gruppentherapie bei sozialen Ängsten und Defiziten. München: Urban & Fischer

Bandura A (1976) Lernen am Modell. Stuttgart: Klett-Cotta

Barlow DH (1988) Anxiety and its disorders: the nature and treatment of anxiety and panic. New York: Guilford Press

Barsky AJ, Geringer EG, Wool CA (1988) A cognitive-educational treatment for hypochondriasis. General Hospital Psychiatry 10: 322-327

Beck A, Emery G (1981) Kognitive Verhaltenstherapie bei Angst und Phobien. Eine Anleitung für Therapeuten. DGVT, München: Steinbauer & Rau

Becker ES, Margraf J (2007) Generalisierte Angststörung. Ein Therapieprogramm. Weinheim, Beltz Verlag

Bleichhardt G, Weck F (2010) Kognitive Verhaltenstherapie bei Hypochondrie und Krankheitsangst. Berlin, Springer Verlag

Bowlby J (1982): Bindung – Eine Analyse der Mutter-Kind-Beziehung. München: Kindler Verlag

Borkovec TD, Methews AM (1988) Treatment of non-phobic anxiety disorders: a comparison of non-directive, cognitive, and coping desensitization therapy. J Consulting Clinical Psychol 56: 844-877

Clarke DM, Wells A (1995) A cognitive model of social model. In: Heimberg RE, Liebowitz M, Hope D, Schneier F (eds.) Social phobia: diagnosis, assessment and treatment. New York: Guillford; pp 69-93

Furer P, Walker JR, Freeston MH (2001) Integrated approach to cognitive-behavioral therapy for intense illness worriers. In: Asmundon GJG, Taylor S, Cox BJ (eds.) Health anxiety. Clinical and research perspectives on hypochondriasis and related conditions. Chichester: J. Wiley & Sons Ltd.

Hautzinger M (2000) Kognitive Verhaltenstherapie bei Depressionen. Weinheim, Beltz Verlag

Hendriks GJ, Oude Voshaar RC, Keijsers GP, Hoogduin CA, van Balkom AJ (2008) Cognitive-behavioural therapy for late-life anxiety disorders: a systematic review and meta-analysis. Acta Psychiatr Scand 117: 403-11

Hiller W, Leibing E, Leichsenring F, Sulz SK (2006) Lehrbuch der Psychotherapie, Bd. 4: Verhaltenstherapie mit Kindern, Jugendlichen und ihren Familien. München: CIP-Medien

Hoffman N, Hofmann B (2008) Exposition bei Ängsten und Zwängen. Ein Praxishandbuch. Weinheim: Beltz Verlag

Jacobson E (1938) Progressive relaxation. Chicago: The University of Chicago Press

Kanfer FH, Grimm LG (1981) Bewerkstelligung klinischer Veränderungen: ein Prozessmodell der Therapie. Verhaltensmodifikation 2: 125-136

Kapfhammer HP (2008) Psychotherapie und Pharmakotherapie bei Angsterkrankungen. Neuropsychiatr 22: 51-70

Kellner R (1986) Somatization and hypochondriasis. New York: Praeger Publishers

Kendall PC, Ronan KR (1991) Aggression in children and adolescents – cognitive-behavioral perspectives. In: Debra J, Pepler K, Rubin H, Earlscourt Child and Family Centre (eds.) The development and treatment of childhood aggression. Hillsdale: Erlbaum

Lang PJ (1993) The network model of emotion: motivational connections. In: Wyer RS, Srull TK (eds) Perspectives on anger and emotion: advances in social cognition. Vol 6. Hillsdale, N.Y.: L. Erlbaum

Lazerus RS (1981) Stress und Stressbewältigung. Ein Paradigma. In: Filipp SH (Hrsg) Kritische Lebensereignisse. München: Urban & Schwarzenberg

Manassis K, Bradley SJ (1994) The development of childhood anxiety disorders: Toward an integrated model. J Applied Developmental Psychology 15: 345-366

Margraf J, Schneider S (1989) Panik - Angstanfälle und ihre Behandlung. Berlin: Springer Verlag

Mowrer OH (1960) Learning theory and behavior. New York: J. Wiley

Rescorla RA (1988) Pavlovian Conditioning: It's not, what you think it is. Am Psychologist 43: 151-160

Rief W, Hiller W (2010) Somatisierungsstörung und medizinisch unklare körperliche Symptome. Fortschr Psychotherapie. Göttingen: Hogrefe Verlag

Salter A (1949) Conditioned reflex therapy. New York: Capricorn

Smits JA, Berry AC, Tart CD, Powers MB (2008) The efficacy of cognitive-behavioral interventions for reducing anxiety sensitivity: a meta-analytic review. Behav Res Ther 46:1047-1054

Smits JA, Hofmann SG (2009) A meta-analytic review of the effects of psychotherapy control conditions for anxiety disorders. Psychol Med 39: 229-239

Stangier U, Heidenreich T, Peitz M (2009) Soziale Phobie. Ein kognitiv-verhaltenstherapeutisches Behandlungsmanual. Weinheim: Beltz Verlag

Warwick HM, Salkovskis PM (2001) Cognitive-behavioral treatment of hypochondriasis. In: Starcevic V, Lipsitt DR (eds.) Hypochondriasis – modern perspectives on an ancient malady. New York: Oxford University Press

Wells A (1997) Cognitive therapy of anxiety disorders. A practice manual and conceptual guide. Chichester: Wiley

Wolpe J (1969) The practice of behavior therapy. New York: Pergamon Press

Young J, Klosko J, Weishaar M (2008) Schematherapie. Paderborn, Jungfermann Verlag

# Literatur zu Angststörungen in Schwangerschaft und Postpartum

Alder J, Fink N, Bitzer J, Hosli I, Holzgreve W (2007) Depression and anxiety during pregnancy: A risk factor for obstetrics, fetal and neonatal outcome? A critical review of the literature. J. Matern. Fetal Neonatal Med 20: 189-209

Alder J, Urech C (2011) Angststörungen in der Schwangerschaft. In: Psychische Erkrankungen in Schwangerschaft und Stillzeit. (Hrsg. Riecher-Rössler A) Karger-Verlag, Basel, 11-16

Andersson L, Sundstrom-Poromaa I, Wulff M, Astrom M, Bixo M (2006) Depression and anxiety during pregnancy and six months post-partum: A follow-up study. Acta Obstet Gynecol Scand 85: 937-944

Bauer J (2005) Warum ich fühle was du fühlst: Intuitive Kommunikation und das Geheimnis der Spiegelneurone. Hoffmann und Campe Verlag, Hamburg

Brockington IF (1996) Motherhood and mental health. University-Press, Oxford

Brockington IF (2004) Postpartum psychiatric disorders. Lancet 363: 303-310

Brockington IF, Macdonald E, Wainscott G (2006) Anxiety, obsessions and morbid preoccupations in pregnancy an the puerperium. Arch Womens Ment Health 9: 253-263

Bypee P (1989) Postpartum anxiety disorder. Journal of Clinical Psychiatry 50: 268

Cloitre M, Yonkers KA, Pearlstein T, Altemus M, Davidson KW, Pigott TA (2004) Women and anxiety disorders: implications for diagnosis and treatment. CNS Spectr 9: 1-16

De Armond M (1954) A type of post-partum anxiety Reaction. Diseases of the Nervous System 15: 26-29

Diav-Citrin O, Shechtman S, Weinbaum D (2008) Paroxetine and fluoxetine in pregnancy: a prospective, multi-center, controlled, observational study. Br J Clin Pharmacol 65: 696-705

Dubnov-Raz G, Juurlink DN, Fogelman R (2008) Antenatal use of selective serotonin-reuptake inhibitors and QT interval prolongation in newborns. Pediatrics 122 (3): e710-715

Gontard von A (2010) Säuglings- und Kleinkindpsychiatrie. Ein Lehrbuch. Kohlhammer-Verlag, Stuttgart

Hammen C, Brennan P (2003) Severity, chronicity and timing of maternal depression and risk for adolesvent offspring diagnoses in a community sample. Arch Gen Psychiatry 60: 253-258

Hartmann HP (1997) Mutter-Kind-Behandlung in der Psychiatrie. Psychiat Prax 24: 56-60, 172-177, 281-285

Heron J, O'Connor TG, Evans J, Golding J, Glover V (2004) The course of anxiety and depression through pregnancy and the post-partum in a community sample. J Affect Disord 80: 65-73

Hornstein C, Wortmann-Fleischer S, Schwarz M (2001) Stationäre Mutter-Kind-Aufnahme: Mehr als Rooming-In? In: Psychische Erkrankungen bei Frauen, Psychiatrie und Psychosomatik in der Gynäkologie. (Hrsg. Rohde A, Riecher-Rössler A) Roderer-Verlag, Regensburg, 287-294

Hurt LD, Ray CP (1985) Mother-infant bonding on a psychiatric unit. Journal of Psychosocial Nursing 23: 15-20

Källén BA, Otterblad Olausson P (2007) Maternal use of selective serotonin reuptake inhibitors in early pregnancy and infant congenital malformations. Birth Defects Res A Clin Mol Teratol 79 (4): 301-308

Koren G, Pastuszak A, Ito S (1998) Drugs in pregnancy. N Engl J Med 338: 1128-1137

Kravitz RM, Wilmott RW (1990) Munchhausen syndrome by proxy presenting as factitious apnea. Clin Pediatr 29: 587-592

Leigh B, Milgrom J (2008) Risk factors for antenatal depression; postnatal depression and parenting stress. BMC Psychiatry 8: 24

Louik C, Lin AE, Werler MM (2007) First-trimester use of selective serotonin-reuptake inhibitors and the risk of birth defects. N Engl J Med 356: 2675-2683

Maayan-Metzger A, Kuint J, Lubetsky A (2006) Maternal selective serotonin reuptake inhibitor intake does not seem to affect neonatal platelet function tests. Acta Haematol 115: 157-161

McElhatton PR (1994) The effects of benzodiazepine use during pregnancy and lactation. Reprod Toxicol 8: 461-475

Metz A, Sichel DA, Goff DC (1988) Postpartum panic disorder. Journal of Clinical Psychiatry 49: 278-279

Moll L (1920) Die Maternitätsneurose. Wiener klinische Wochenschrift 33: 160-162

Mhanna MJ, Bennett JB, Izatt SD (1997) Potential fluoxetine chloride (Prozac) toxicity in a newborn. Pediatrics 100: 158-159

Moses-Kolko EL., Bogen D, Perel J (2005) Neonatal signs after late in utero exposure to serotonin reuptake inhibitors. JAMA 293: 2372-2383

NICHD Early Child Care Research Network (1999) Chronicity of maternal depressive symptoms, maternal sensitivity and child functioning at 36 months. Dev Psychol 35: 1297-1310

Oberlander TF, Warburton W, Misri S (2008) Major congenital malformations following prenatal exposure to serotonin reuptake inhibitors and benzodiazepines using population-based health data. Birth defects Res B Dev Reprod Toxicol 83(1): 68-76

Rauchfuss M (2001) Resource oriented interventions in pregnancy. Zentralbl Gynakol 123: 102-110

Reck C, Weiss R, Fuchs T (2004) Behandlung der postpartalen Depression: Aktuelle Befunde und Therapiemodell. Nervenarzt 75: 1068-1073

Reck C, Struben K, Backenstrass M, Steffenelli U, Reinig K, Sohn C, Mundt Ch (2008) Prevalence, Onset and comorbidity of postpartum anxiety and depressive disorders. Acta Psychiatr Scand 118: 459-468

Reck C (2011) Die Bedeutung postpartaler Depressionen und Angststörungen für die Mutter-Kind-Beziehung. In: Psychische Erkrankungen in Schwangerschaft und Stillzeit. (Hrsg. Riecher-Rössler A) Karger-Verlag, Basel, 61-66

Remschmidt H, Mattejat F (1994) Kinder psychotischer Eltern. Hogrefe-Verlag, Göttingen

Riecher-Rössler A (1997) Psychische Störungen und Erkrankungen nach der Entbindung. Fortschr Neurol Psychiat 65: 97-107

Riecher-Rössler A (Hrsg.) (2011) Psychische Erkrankungen in Schwangerschaft und Stillzeit. Karger-Verlag, Basel

Riecher-Rössler A, Heck A (2011) Psychopharmakotherapie in Schwangerschaft und Stillzeit. In: Psychische Erkrankungen in Schwangerschaft und Stillzeit. (Hrsg. Riecher-Rössler A) Karger-Verlag, Basel, 69-89

Robinson GE, Stewart DE (1986) Postpartum psychiatric disorders. Canadian Medical Association Journal 134: 31-37

Rodriguez-Pinilla E (1999) Prenatal exposure to benzodiazepines: a case-control study. Vortrag 10. Jahreskonferenz des European Network of Teratology Information Services

Rohde A, Schaefer C (2010) Psychopharmakotherapie in Schwangerschaft und Stillzeit. Arzneisicherheit - Beratung - Entscheidungsfindung. 3. Ausg. Thieme-Verlag, Stuttgart

Rosenblum O (1987) Les attitudes phobiques des mères à l'égard de leur bébé: Évaluation - évolution et effets sur le développement de l'enfant. Psychiatrie Francaise No 5, Octobre - Novembre 1987

Salkeld E, Ferris LE, Juurlink DN (2008) The risk of postpartum hemorrhage with selective serotonin reuptake inhibitors and other antidepressants. J Clin Psychopharmacol 28 (2): 230-234

Salvia-Roiges GL, Gonce-Mellgren A, Esque-Ruiz MT (2003) Neonatal convulsions and subarachnoidal hemorrhage after in utero exposure to paroxetine. Rev Neurol 36: 724-726

Surbek D (2011) Pränatalmedizinisch-geburtshilflichen Aspekte bei der Betreuung von psychisch kranken Schwangeren. In: Psychische Erkrankungen in Schwangerschaft und Stillzeit. (Hrsg. Riecher-Rössler A) Karger-Verlag, Basel, 17-27

Sved-Williams AE (1992) Phobic reactions of mother to their own babies. Australian and New Zealand Journal of Psychiatry 26: 631-638

Turmes L, Hornstein C (2007) Stationäre Mutter-Kind-Behandlungseinheiten in Deutschland. Ein Bericht zum Status quo. Nervenarzt 78: 773-779

Turmes L (2010) Beziehungsstörungen im Postpartum. Die gemeinsame Behandlung der postpartal psychisch erkrankten Mutter mit ihrem (beziehungsgestörten) Säugling im psychiatrischen Krankenhaus: Eine seltene, weil nicht finanzierte primärpräventive Maßnahme in der Psychiatrie. Psychiat Prax 37: 310-315

Urech C, Fink NS, Hoesli I, Wilhelm FH, Bitzer J, Alder J (2010) Effects of relaxation on psychobiological wellbeing during pregnancy. A randomized controlled trial. Psychoneuroendocrinology Doi: 10.1016/j psyneuen 2010.03.008

Van den Bergh BR, Mulder EJ, Mennes M, Glover V (2005) Antenatal maternal anxiety and stress and the neurobehavioural development of the fetus and the child. Links and possible mechanisms. A review. Neurosci Biobehav Rev 29: 237-258

Viguera AC, Cohen LS, Baldessarini RJ et al. (2000) Risk of recurrence of bipolar disorders in pregnant and nonpregnant women after discontinuing lithium maintenance. Am J Psychiatry 157: 179-184

Whaley S, Pinto A, Sigman M (1999) Characterizing interactions between anxious mothers and their children. J Consult Clin Psychol 67: 826-836

Wichmann CL, Moore KM, Lang TR (2009) Congenital heart disease associated with selective serotonin reuptake inhibitor use during pregnancy. Mayo Clin Proc 84 (1): 23-27

Woodruff-Borden J, Morrow G, Bourland S, Cambron S (2002) The behavior of anxious parents: Examining mechanisms of transmissions- of anxiety from patent to child. J Clin Child Adolesc Psychol 31: 364-375

# Literatur zu Transkulturellen Aspekten der Angst

Agorastos A, Ströhle A (2011) Angststörungen. In: Machleidt W, Heinz A (Hrsg.) Praxis der interkulturellen Psychiatrie und Psychotherapie. Urban & Fischer, München

Assion H (2004) Migration und seelische Gesundheit. Springer, Heidelberg

# Literatur zu Historisches zu Angst und Angststörungen

Beard GM (1879) The nature and diagnosis of neurasthenia. NY Medical Journal

Berrios G, Link C (1995) Anxiety disorders. In: Berrios G, Porter R (eds) A History of Clinical Psychiatry. NY University Press, pp 545-562

Bion W (1967) Second Thougths. Marsfield Reprints, London

Boissier de Sauvages F (1752) Pathologica methodica. De Tournes, Amsterdam

Burton R (1621) Anatomy of Melancholy. Lichfield & Short, Oxford

Freud S (1895) Über die Berechtigung von der Neurasthenie einen bestimmten Symptomkomplex als "Angstneurose" abzutrennen. Fischer, Frankfurt

Ideler KW (1841) Biographien Geisteskranker in ihrer psychologischen Entwicklung. E. H. Schröder, Berlin

Kohl F (2001) Die klassischen Beschreibungen der Platzangst von Carl Westphal und Emil Cordes und ihre Bedeutung für die Konzeptgeschichte und aktuelle Diskussion der Angsterkrankungen. Psychiatr Prax 28:3-9

Skinner BF (1938) The behavior of organisms: An experimental analysis. Appleton, NY

Stone MH (2010) History of anxiety disorders. In: Stein D et al. Textbook of anxiety disorders. Am Psychiatric Pub, Arlington

Westphal CFO (1871) Die Agoraphobie, eine neuropathische Erscheinung. Archiv f. Psychiatrie und Nervenkrankheiten 3: 138-161

Whytt R (1765) Observations on the nature, causes and cure of those disorders called nervous, hypochondriac or hysteric. Becket an du Hondt, Edinburgh

# Stichwortverzeichnis

**B**

**C**

**D**

# Verzeichnis der Abkürzungen

| | |
|---|---|
| **ACTH** | Adreno-kortikotropes Hormon |
| **ADORA2A** | Adenosin-A2A-Rezeptor |
| | |
| **CCK** | Cholezystokinin |
| **COMT** | Catechol-O-Methyltransferase |
| **CRH** | Kortikotropin-Releasing-Hormon |
| | |
| **DAT** | Dopamintransporter |
| **DSM-IV-TR** | Diagnostisches und Statistisches Manual psychischer Störungen - Textrevision - |
| **DRD2** | Dopamin-D2-Rezeptor |
| | |
| **GABA** | Gamma-Amino-Buttersäure |
| **GAD** | Generalisierte Angststörung |
| **GWAS** | Genom-weite Assoziationsstudien |
| **GxE** | gene x environment (Gene und Umwelt) |
| | |
| **HAMA** | Hamilton-Anxiety-Rating-Scale |
| **HPA-Achse** | Hypothalamus-Hypophysen-Nebennieren-Achse |
| **5-HT** | Serotonin |
| **5-HTT** | Serotonin-Transporter |
| | |
| **ICD-10** | Internationale Klassifikation psychischer Störungen |
| | |
| **MAO-A** | Monoaminoxidase A |
| **mPFC** | medialer präfrontaler Kortex |
| | |
| **NA** | Noradrenalin |
| | |
| **PAG** | Periaquäduktales Grau |
| **PD** | Panikstörung |
| **PTBS** | Posttraumatische Belastungsstörung |
| **PTSD** | Posttraumatic Stress Disorder (Posttraumatische Belastungsstörung) |
| | |
| **SD** | Systematische Desensibilisierung |
| **SERT** | Serotonin-Transporter |
| **SIDS** | Sudden infant death syndrome (plötzlicher Kindstod) |
| **SNRI** | Serotonin-Noradrenalin-Wiederaufnahmehemmer |
| **SORK** | Stimulus, Organismus, Reaktion, Konsequenz (Verhaltenstherapie) |
| **SSRI** | Serotonin-Wiederaufnahme-Hemmer |
| | |
| **TZA** | Trizyklische Antidepressiva |

**Weitere im PsychoGen Verlag erschienene Bücher:**

Psychogenicum
ISBN 3-938001-04-6

Antidepressiva - Pharmakologische und klinische Aspekte
ISBN 3-938001-05-4

Dementicum - Kompaktwissen über Demenz und Antidementiva
ISBN 3-938001-07-0

Bipolaricum - Kompaktwissen über Manie und Depression
ISBN 3-938001-06-2

Benzodiazepine und Nicht-Benzodiazepine
ISBN 3-9803949-6-4

Klinisch relevante Wechselwirkungen von Neuroleptika &
Antidepressiva - ISBN 3-938001-01-1

Tanztherapie - ISBN 3-9801479-5-9

Forensik 2000 15. Eickelborner Fachtagung - ISBN 3-9803949-7-2

Forensik 2001 16. Eickelborner Fachtagung - ISBN 3-9807697-1-2

Forensik 2003 18. Eickelborner Fachtagung - ISBN 3-9807697-7-1

Forensik 2004 19. Eickelborner Fachtagung - ISBN 3-938001-00-3

Aktuelle Aspekte der biologischen Psychiatrie
ISBN 3-9803949-8-0

Persönlichkeit & psychische Erkrankung
ISBN 3-9807697-2-0

Gemütserkrankungen Facetten affektiver Störungen
ISBN 3-9807697-5-5

Hilferufe - Auto- und fremdaggressive Gewalt als ubiquitäres
Phänomen psychiatrischer Störungen
ISBN 3-9807697-8-X

Wenn das Selbst zum Feind wird - Autoaggression,
Suizidalität und selbstschädigendes Verhalten
ISBN 3-938001-02-X

Das psychiatrische Fachkrankenhaus zu Beginn des 21. Jahrhunderts
ISBN 3-9807697-6-3

Gender Mainstreaming im psychiatrischen Fachkrankenhaus:
Eine erste Annäherung
ISBN 3-938001-03-8